LINCHUANG SHENJING NEIKE
ZHENLIAO BIBEI

临床神经内科诊疗必备

主编 高 娟 王 佩 魏爱爱 张 会

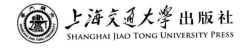

上海交通大學出版社
SHANGHAI JIAO TONG UNIVERSITY PRESS

内容提要

本书首先简要介绍了神经系统体格检查，然后针对神经内科常见疾病、多发疾病的临床诊断与治疗技巧进行了重点阐述，如自主神经疾病、外周神经疾病、运动障碍性疾病、遗传与变性疾病、睡眠障碍性疾病等。本书内容新颖，重点突出，话述严谨，适用于神经内科及相关学科的从业人员参考学习，亦可作为高等医学院校科研、教学的参考用书。

图书在版编目（CIP）数据

临床神经内科诊疗必备 / 高娟等主编. --上海 ：上海交通大学出版社，2022.8
ISBN 978-7-313-26499-2

Ⅰ. ①临… Ⅱ. ①高… Ⅲ. ①神经系统疾病－诊疗 Ⅳ. ①R741

中国版本图书馆CIP数据核字（2022）第139947号

临床神经内科诊疗必备
LINCHUANG SHENJING NEIKE ZHENLIAO BIBEI

主　　编：高　娟　王　佩　魏爱爱　张　会
出版发行：上海交通大学出版社
邮政编码：200030
印　　制：广东虎彩云印刷有限公司
开　　本：710mm×1000mm 1/16
字　　数：227千字
版　　次：2022年8月第1版
书　　号：ISBN 978-7-313-26499-2
定　　价：198.00元

地　　址：上海市番禺路951号
电　　话：021-64071208
经　　销：全国新华书店
印　　张：13
插　　页：2
印　　次：2022年8月第1次印刷

版权所有 侵权必究
告读者：如发现本书有印装质量问题请与印刷厂质量科联系
联系电话：010-84721811

编委会

◎ **主 编**

　高　娟　王　佩　魏爱爱　张　会

◎ **副主编**

　李海先　黎明坤　朱　玲　范连荣

◎ **编　委**（按姓氏笔画排序）

　王　佩（山东省金乡县人民医院）

　毛　妮（解放军第九六〇医院）

　朱　玲（河北医科大学第三医院）

　李海先（山东省聊城市人民医院）

　张　会（山东省菏泽市牡丹人民医院）

　范连荣（山东省高唐县中医院）

　高　娟（山东省博兴县中医医院）

　黎明坤（广东省深圳市罗湖区人民医院）

　魏爱爱（山东省昌乐中医院）

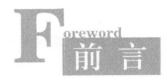

前言

随着医学的不断发展,新的理论知识、研究成果和临床经验促使我们对疾病的认识和治疗水平不断提高。近年来,神经病学也得到了前所未有的发展,许多神经疾病的诊断与治疗现状已得到明显改善。然而,在临床实践当中,同一疾病在不同个体其临床特征和基础条件也不尽相同,处理时需制订个体化治疗方案。人又是一个整体,诊断和治疗过程中不能把每个系统孤立起来,尤其是临床神经病学,涉及面广、病种复杂,一种疾病的诊断、治疗通常涉及多个学科。所以,神经内科医师需要博采众长,扩大知识面,方能与时俱进为患者提供更高质量的医疗服务。因此,我们联合多位具有数十年临床工作经验的专业人员共同编写了《临床神经内科诊疗必备》一书。

本书首先简要介绍了神经系统体格检查;然后针对神经内科常见疾病、多发疾病的临床诊断与治疗技巧进行了重点论述,如自主神经疾病、外周神经疾病、运动障碍性疾病、遗传与变性疾病、睡眠障碍性疾病等。本书内容新颖,重点突出,话述严谨,可供神经内科及相关学科的从业人员参考学习,亦可作为高等医学院校科研、教学参考使用。本书的主要特点是:基础性、实用性和系统性。基础性,重点体现在介绍神经内科基础检查方法,结合近年来国内外新理论和新技术,便于大家掌握和理解神经内科疾病的检查方法,起到"授之以渔"的目的。实用性,侧重于向大家介绍各类神经内科常见疾病,并通过临床分析,描述治疗过程、重点和难点,体现了理论与实践的结合,有利于提升神经内科医护人员的实际技能。系统性,重点体现在通过二十六个章节的学习,做到有理论、有制度、有标准、有规范、有流程、有评估、有评价地探索和建立神经内科综合质量体系,全面提升诊疗水平。

由于近年来神经科学发展迅速,知识更新较快,加之编者临床经验有限,且编写时间较为仓促,书中若存在疏漏或不足之处,还望广大读者不吝指正,我们将不胜感激。

《临床神经内科诊疗必备》编委会
2021 年 10 月

C目录
Contents

第一章　神经系统体格检查

第一节　一般检查

一、意识状态

意识状态是反映病情轻重的重要指标,应进行详细的观察和检查。

（一）清醒

患者意识清楚。

（二）嗜睡

嗜睡是指精神倦怠或持续睡眠,但唤醒后可正确回答问题。

（三）意识模糊或朦胧

反应迟钝,思维和语言不连贯,回答问题不正确,不能配合检查,但可自己在床上翻身。

（四）半昏迷或浅昏迷

意识大部分丧失,但对强烈痛刺激有痛苦表情,或有些防御性动作,角膜、瞳孔、咽反射等可引出或较迟缓,腱反射情况不定。

（五）昏迷

意识完全丧失,无大脑皮质功能。角膜、瞳孔对光反射和咽反射、咳嗽等大多消失或明显减弱,腱反射和病理反射可以存在,但深度昏迷时也均消失。

二、生命体征

(一)呼吸

应严密观察患者呼吸的节律和深度,如潮式呼吸、叹息样双吸气呼吸或呼吸暂停等呼吸节律不整,常为深昏迷患者的晚期或是脑干中枢性呼吸衰竭的一种表现。呼吸深而慢,同时伴有脉搏徐缓有力和血压升高,为颅内压增高的表现。若有呼吸困难,其原因可能是黏痰坠积、呕吐物堵塞等,亦可能是由于严重肺部感染、肺不张和继发性肺水肿等原因所致。

(二)脉搏

脉搏徐缓有力常见于颅内压增高者,脉速则常见于脑疝前期、脑室或脑干出血、继发感染、癫痫、缺氧等。

(三)血压

颅内压增高常引起血压增高,而周围循环衰竭、严重酸中毒、脑干或下丘脑受损或疾病恶化等常引起血压下降。

(四)瞳孔

参阅动眼神经、滑车神经和展神经检查。

(五)体温

下丘脑体温调节中枢受损可引起中枢性高热或体温不升。躯干及四肢汗腺分泌和散热功能受损(如高颈段病变)或感染等亦可引起高热。患者衰竭或临终时,其体温下降或不升。

三、智力

(一)理解力

询问患者姓名、年龄及工作、学历、生活等情况,观察其理解和回答情况,了解其分析和判断能力。

(二)记忆力

若患者遗忘很早发生的事和物,称远记忆丧失;若对近几日或几小时前发生的情况不能记住,称近记忆丧失;若颅脑损伤患者不能记忆起负伤前一段时间和负伤当时的情况,称逆行性健忘。

(三)定向力

对人物、时间和地点不能识别,称定向力障碍。

(四)计算力

根据患者的文化程度,给一些数字令其进行加、减、乘、除计算,判断其计算能力。

检查中,若发现患者智力与年龄、文化程度很不相称,为智力障碍;若讲话幼稚,上述能力均有明显或严重障碍,则为痴呆。

四、语言

观察患者回答问题是否流利。若优势半球的语言中枢受损,则患者言语困难;若小脑和锥体外系受损,则患者语言讷吃。

五、精神状态

检查患者有无幻觉、错觉、妄想、猜疑、欣快、易激动、稚气、淡漠、缄默不语和强迫哭笑等。

六、身体各部位检查

身体各部位检查与一般内科检查相同,但应特别注意脑膜刺激征的检查,亦应注意头颅大小,头面部瘢痕、杂音,小儿前囟门大小和张力,面部形状、表情动作,耳鼻有无流液、流血,颈动脉搏动情况及四肢有无畸形等。

第二节　感觉功能检查

感觉障碍是神经系统常见的临床症状,对神经系统受损的水平提供了有价值的线索。通过细致检查,不仅可以了解支配病变区的皮神经,而且可以确定其所属脊髓节段。检查结果一般分为正常、过敏、减退、消失或异常。

一、检查方法

(一)触觉

令患者闭目,用棉絮或毛笔轻触其皮肤,并询问是否觉察及其灵敏程度。每次轻触皮肤时应注意在一个脊神经分布区,不能划过两个脊神经分布区。

(二)痛觉

令患者闭目,以针尖轻刺其皮肤,并询问有无痛感及疼痛程度。若发现有感觉障碍区,检查应由感觉障碍区向正常区方向进行,并测定其范围。对于意识不清的患者,应根据针刺时肢体回缩、面部表情等反应来进行判断。

(三)温度觉

以分别盛有冷水(0～10 ℃)和温水(45 ℃左右)的试管,紧贴患者皮肤,询问其是否有冷热感及其程度。

(四)运动觉和位置觉

嘱患者闭目,轻轻移动其指、趾、踝、腕,甚至整个肢体,令其回答是否觉察移动及方向。

(五)震动觉

将振动的音叉置于患者体表骨骼浅面或突起部位(如足的内踝、胫骨前面、髂前上棘、桡骨茎突等),询问是否有震动感及程度。

(六)实体觉

令患者闭目后,用手辨别物体形状(立方、长方、三角、圆柱形等)、大小、硬度、质地(粗糙、平滑)、材料(绸子、布)等。

(七)两点辨别觉

以两脚规的尖端接触患者身体不同部位,测定患者两点分辨的能力。其正常值为:手指掌面 1.1 mm,手掌 6.7 mm,手背 31.5 mm,前臂和小腿 40.5 mm,面颊 11.2 mm,上臂和大腿 67.7 mm。

(八)图形觉

在患者皮肤上写数字或画十字、圆形等简单图形,让其在闭目的情况下予以辨识。

二、临床意义

(一)感觉障碍的性质

1.感觉过敏

轻微的刺激引起强烈的感觉,为神经末梢和神经干的刺激症状。

2.自发性疼痛

未受外界刺激而发生的疼痛。

（1）局部性疼痛：疼痛感觉的区域与病变位置相符。如多发性末梢神经炎，在肢体末端出现局部性疼痛。

（2）放射性疼痛：疼痛沿神经受刺激部位的远端放射。如腰椎间盘突出压迫坐骨神经根，疼痛放射到腿和足的外侧部。

（3）扩散性疼痛：疼痛从病变神经分布区扩散到邻近神经分布区。如三叉神经痛可从一支分布区扩散到另一支分布区。

（4）牵涉性疼痛：又称感应性痛。内脏患病时，脏器疼痛冲动可扩散到脊髓后角，引起躯体相应区域疼痛，如心绞痛引起左上肢痛。

3.感觉减退或消失

感觉减退或消失为外周和中枢神经损伤不同程度的症状。如神经分布区内所有感觉的缺失，为完全性感觉障碍；一种感觉正常而另一种感觉缺失，称为分离性感觉障碍。

4.感觉异常

感觉异常为感觉神经或脊髓受刺激的一种表现，如麻木感、蚁行感等。

5.压痛

压痛为压迫病变表浅部位或其邻近的骨性突起而引起的疼痛，如腰椎间盘突出患者的椎旁压痛。

6.神经牵拉痛

神经牵拉痛是指牵拉病变神经时引起的疼痛，如脑膜炎行克氏征检查时引起的神经根牵拉痛。

7.感觉倒错

感觉倒错是指对刺激产生的错误感觉，如把触觉误认为是疼痛等。

（二）感觉障碍的定位诊断

1.外周神经损害

在其相应分布区有综合性的感觉障碍，并常伴有下运动神经元麻痹，见于神经炎和外周神经损伤等。

2.脊神经节损害

有其相应的根分布区，患病初期有疼痛和带状疱疹，见于脊神经节炎。

3.脊神经后根损害

有按节段分布的感觉缺失、减退或过敏，常伴有放射性疼痛，亦可引起深部组织的自发性疼痛。由于相邻神经根的重叠分布,故在一个后根受损时,其感觉障碍不易查出,如小的脊髓外肿瘤、椎间盘突出等。

4.脊髓后角损害

引起同侧节段性分离性感觉障碍,即节段内痛、温觉消失,而触觉仍存在。因为脊神经后根进入脊髓后,只有痛觉纤维和温觉纤维进入后角,而触觉和关节运动觉纤维则进入后索上行。

5.脊髓中央部损害

引起双侧对称性、相应节段性分离性感觉障碍。因为仅痛觉纤维、温觉纤维在前白质连合交叉,见于脊髓空洞症、脊髓内肿瘤或出血等。

6.脊髓横断性损害

(1)半侧损害:患侧损伤部位以下深感觉和识别觉障碍,并伴有患侧痉挛性截瘫,腱反射亢进,病理反射阳性,健侧痛、温觉障碍,而触觉无明显障碍。见于脊髓刺伤。

(2)后索损害:损伤部位以下深感觉消失而痛觉、温觉正常。临床表现为感觉性共济失调步态,走路不知深浅,闭目难立征阳性,见于梅毒或该部肿瘤。

(3)完全横断性损害:损伤平面以下各种感觉均消失,并伴有痉挛性截瘫。

7.脑干损害

一侧损害引起交叉性感觉障碍,即病灶同侧面部及对侧躯体的感觉减退或消失。根据该侧脑干损害完全与否,可产生分离性或完全性感觉障碍,见于该部血栓形成、肿瘤等。

8.内囊损害

对侧半身感觉障碍并伴有偏瘫和偏盲等,见于该部出血、血栓形成等。

9.丘脑损害

对侧半身感觉障碍,并伴有对侧自发性疼痛、感觉过度、共济失调、不自主运动、一过性轻偏瘫,称丘脑综合征,见于丘脑血栓形成和肿瘤等。

10.大脑皮质中央后回损害

一般产生部分性对侧偏身麻木,深部感觉和实体感觉障碍较重,而浅感觉障碍较轻。其分布多不完整,可为一肢体或半侧身体,亦可有单瘫,局灶性感觉性或运动性癫痫,见于血栓形成、肿瘤和外伤等。

第三节　运动功能检查

一、检查方法

(一)肌体积

观察肢体肌肉有无萎缩或肥大,并将两侧肌肉互相比较,必要时测量肢体周径,并记录之。

(二)肌张力

肌张力是指肌肉为随时准备实现收缩运动而在静止状态下维持的一定程度的紧张度。检查时,嘱患者放松肢体,检查者用手触摸其肌肉,观察其肌肉硬度和肢体在被动运动时的阻力强弱。一般以肌张力正常、增强(齿轮状或铅管状、折刀状抵抗)和减低来表示。

(三)肌力

1.肌力检测

(1)观察各关节自主运动的力量、幅度和速度及抵抗阻力的力量和握力的大小等。对于肌力轻度减弱的患者,可用下述方法检查。①分指试验:令患者伸直双臂,两手掌相对而不接触,用力伸开五指,肌力减弱侧指间隙较小;②Barre 征:令患者平举双臂,肌力减退侧下垂;或令患者俯卧屈腿呈直角,肌力减弱侧小腿下垂或摇摆不定,即阳性;③Magazini 征:令患者仰卧,并抬腿使膝、髋关节均屈呈直角,肌力减弱侧下肢逐渐下垂或摇摆不定,即阳性。

(2)对于昏迷患者,则给予刺激,观察其肢体活动情况。

2.肌力分级

肢体瘫痪程度一般分为 6 级:0 级,肌肉完全不能收缩;1 级,可见肌肉收缩,但无肢体运动;2 级,在床面上可自主移动,但不能作抵抗重力运动;3 级,能克服重力做自主运动;4 级,能抵抗外加阻力而自主运动,但较正常肌力减弱;5 级,正常肌力。

(四)不自主运动

不自主运动是指不受主观意志支配的动作。

1.震颤

震颤为肢体的一部分或全部迅速而有节律地颤动,又可分为静止性震颤和运动(意向)性震颤两种。前者的特点是在肢体休息时出现,情绪激动时加重,运动时减轻或消失,入睡时消失;后者则在肢体运动时出现,越接近目标,震颤越重,静止时减轻或消失。检查时,注意观察震颤的节律性、幅度大小、部位及其变化情况。

2.肌纤维震颤和肌纤维束颤

肌纤维震颤是单个或一组(比肌束小)肌纤维的连续细小的颤动样收缩。一般要行肌电图检查才可以发现。肌纤维束颤是脊髓前角细胞和脑神经核所支配的肌束的细而快的收缩,可在皮肤表面观察到。

3.痉挛

痉挛为一种阵发性、有节律、不自主的肌肉收缩。检查时,注意其是局限性还是全身性,是阵挛性还是强直性。

4.抽搐

抽搐为一组肌群的刻板样而重复的急促抽动,其产生和某些周围刺激有关。检查时应注意其部位、范围及伴随的症状等。

5.舞蹈动作

舞蹈动作为某一或某些肌群的一种快速抽动,引起身体的某部位不自主、无节律性地急速跳动,在受刺激或激动时加重。

6.手足徐动症

手足徐动症为肢体一种间歇性、缓慢而不规则的蠕动样动作。检查时,应注意其发生部位、波及范围、肌张力的变化等。

(五)伴随运动

伴随运动又称联合运动,是指患者在走动时伴随的动作,如走路时两手前后摆动和姿势的维持等。检查时,应注意伴随动作是否适当、协调。

(六)共济运动

共济运动是指在完成某一动作时,肢体的主动肌、拮抗肌和辅助肌的配合与协调。若有障碍则称共济失调。

1.运动性共济运动

(1)指鼻试验:令患者用手指指鼻尖,若动作笨拙、不准,则为共济失调。

(2)对指试验:令患者两手示指互相对指,或一手指与检查者手指对指,动作不准确为共济失调。

（3）轮替试验：令患者两手做迅速地旋前、旋后的交替动作，两手动作笨拙、快慢不一为共济失调。

（4）跟膝胫试验：令患者仰卧，抬高一侧下肢，将一足跟置于另一侧膝上，然后沿胫前下滑，抬腿过高或下滑不稳、不准，为共济失调。

（5）精细动作检查：令患者扣衣扣或系鞋带等，若动作笨拙、困难，则为共济失调。

2.平衡性共济运动

令患者闭目直立，双足并拢，双臂平伸，若身体摇摆且向一侧倾倒即为昂白试验阳性；或令患者沿直线行走，若足迹向一侧偏斜，则表示平衡有障碍。

（七）姿势与步态

观察患者行、立、坐、卧时的姿势及行走的步态。根据病变和临床表现的不同，可分为蹒跚（醉汉）步态、偏瘫步态、剪刀步态、慌张步态、肌无力步态和拖拽步态等。

二、临床意义

（一）肌体积异常

1.肌萎缩

肌萎缩见于下运动神经元或外周神经损害、上运动神经元损害或肢体长期不活动引起的失用性肌萎缩。

2.假性肌肥大

假性肌肥大见于进行性肌营养不良。

（二）肌张力异常

1.肌张力减低

肌张力减低见于下运动神经元损伤、小脑疾病、休克或深昏迷时及深层感觉障碍等。

2.肌张力增高

肌张力增高见于锥体束或锥体外系受损害。前者多呈"折刀样"增高，即刚开始活动时阻力较大，到一定程度后则阻力突然消失。这种肌张力增高在上肢屈肌和下肢伸肌表现明显。后者多呈齿轮状肌张力增高，在屈伸关节时有如扳动齿轮的顿挫感，伸肌和屈肌均较明显。

(三)瘫痪

按肌力障碍程度可分为完全性和不完全性瘫痪,按照其损害部位的不同,又可分为上运动神经元瘫痪和下运动神经元瘫痪。按瘫痪范围和部位的不同,可分为以下 6 种类型。

1.单肢瘫

单肢瘫见于大脑皮质运动区的局限性损害。

2.偏瘫

偏瘫常见于一侧大脑半球运动区或内囊的损害。

3.交叉性瘫痪

交叉性瘫痪见于一侧脑干病变,引起病灶侧脑神经周围性瘫痪及对侧上下肢的上运动神经元性瘫痪。

4.截瘫

截瘫多见于脊髓横贯性损害,亦可见于矢状窦中1/3的损害。

5.二肢瘫

二肢瘫可见于矢状窦中 1/3 损害。

6.四肢瘫

四肢瘫多见于颈段脊髓损害,亦可见于矢状窦中 1/3 损害。

(四)不自主运动

1.肌纤维震颤

肌纤维震颤见于失神经支配的肌肉。

2.肌纤维束颤

肌纤维束颤为脊髓前角细胞和脑干运动核受刺激的表现,见于脊髓内肿瘤、脊髓空洞症和脊髓前角灰白质炎等。

3.震颤

静止性震颤见于纹状体、苍白球损害,如帕金森病;运动性震颤常见于小脑病变。

4.痉挛

痉挛见于大脑皮质运动区受刺激时,亦可见于癫痫等。

5.抽搐

抽搐见于某些脑部器质性病变,低血钙等亦可引起手足抽搐。

6.舞蹈动作

舞蹈动作见于纹状体为主的基底核损害。

7.手足徐动症

手足徐动症见于尾状核为主的纹状体损害。

(五)共济失调

1.小脑性共济失调

由于小脑及其传入纤维和传出纤维损害所致。小脑蚓部病变主要引起躯干（平衡性）共济失调；小脑半球病变则主要引起同侧肢体运动性共济失调。该共济失调还常伴有蹒跚步态、眼球震颤、言语滞涩、忽高忽低、肌张力降低等。

2.大脑性共济失调

由大脑半球病变引起额叶脑桥小脑束和颞叶脑桥小脑束受损所致。其表现与对侧小脑半球病变引起的失调相似，主要为对侧肢体运动性共济失调。其区别在于大脑性共济失调表现在病变对侧肢体，且伴有肌张力增高和病理反射阳性，而小脑性共济失调则表现在病变同侧肢体，且伴有肌张力减低和病理反射阴性。

3.前庭、迷路性共济失调

前庭、迷路性共济失调由前庭、迷路系统受损所致。主要表现为平衡障碍、眩晕、眼球震颤，且睁眼时减轻，闭眼时加重。

4.脊髓性共济失调

由脊髓后根、后索及脑干内侧丘系受损引起深感觉系统传导障碍所致。患者不能了解肢体的确切位置及运动方向，故走路抬脚高，落脚重，睁眼时平衡性和肢体运动性共济动作尚正常，而闭眼时则难以完成。

(六)姿势及步态异常

1.蹒跚（醉汉）步态

见于小脑损害。

2.偏瘫步态

走路时瘫侧上肢屈曲内旋，下肢僵直，迈步抬腿困难，膝关节不能屈曲，下肢向内划圈，见于颅脑损伤、脑血管意外等引起的一侧上运动神经元受损而偏瘫的患者。

3.剪刀步态

剪刀步态又称截瘫步态，行走时两腿交替地向内划圈，两侧膝关节前后交叉呈剪刀状，见于脊髓病变和先天性脑性瘫痪等所致双腿上运动神经元瘫痪者。

4.慌张步态

慌张步态又称帕金森病性步态，行走时躯干稍前倾，双臂不动，小步疾速向前,难于立刻止步,见于帕金森综合征等。

5.肌无力步态

肌无力步态又称"鸭步",因两腿肌无力,肌张力减低,难以持重,故行走时迈步困难,两腿分开,髋关节和躯干左右摇晃,见于马尾神经损伤、肌营养不良等。

6.拖拽步态

行走时患脚举足无力,足尖下垂,拖拽前进,见于腓神经损伤。

深感觉障碍引起的步态改变见于脊髓性共济失调。

第四节　脑神经功能检查

一、嗅神经

(一)检查方法

在患者清醒、鼻腔无阻塞的情况下,用樟脑丸、香水等刺激性较小的挥发性物质分别测试两侧鼻孔的嗅觉。

(二)临床意义

嗅觉减退或消失,表明嗅觉通路受损,多见于鼻黏膜病变、颅前窝骨折、颅底脑膜炎、额叶底部肿瘤、鞍上肿瘤、癔症等。钩回和海马回刺激性病变可引起幻嗅(钩回发作),多为癫痫发作的先兆。

二、视神经

(一)检查方法

1.视力

根据视力障碍程度不同,分别以视力表、手指数、指动和光感依次检查而定。

2.视野

用手试法或视野计检查,后者较准确。以白色视标测定时,正常视野颞侧90°,鼻侧60°,上方60°,下方70°。色视野则白色＞蓝色＞红黄色＞绿色。

3.眼底

用眼底镜检查,应注意视盘颜色、形状、边界、生理凹陷及突出度,血管的充盈度、弹性、反光强度,静脉搏动,动静脉比例(正常2∶3),视网膜色素、渗出物、结节、出血等情况。

4.视反射

乘患者不备时,试者突然将手指置于患者眼前,可见立即闭目和躲避现象。

(二)临床意义

1.全盲

全盲多示病变直接侵犯神经,见于球后视神经炎、视神经损伤、视神经肿瘤和蝶鞍附近肿瘤等。

2.双颞侧偏盲

双颞侧偏盲提示病变侵犯视交叉中部,见于垂体肿瘤和鞍上肿瘤。

3.双鼻侧偏盲

双鼻侧偏盲提示病变侵犯视交叉两外侧非交叉纤维,少见,但可见于两侧颈内动脉瘤或颈内动脉硬化。

4.同侧偏盲

同侧偏盲有完全半侧性和不全的1/4(象限性)盲,提示病变累及视束或视辐射,多见于视束、颞叶、顶叶或枕叶病变,如脑血管病或肿瘤等。视束和视辐射病变,其黄斑视野(中心视野)不保留。枕叶视皮质病变有黄斑回避(中心视野保留)现象。

5.向心性视野缩小

向心性视野缩小见于视神经萎缩、多发性硬化和癔症。

6.视盘水肿

视盘水肿见于颅内肿瘤、脑脓肿、脑出血等引起颅内压增高的疾病。

7.视神经萎缩

视神经萎缩见于垂体或视交叉肿瘤、视神经损伤、脱髓鞘疾病等。

8.Foster-Kennedy综合征

即病变侧为原发性视神经萎缩,而对侧为视盘水肿,见于额叶底部、蝶骨嵴内1/3的肿瘤。

9.动脉粥样硬化

视网膜动脉狭窄变细,光反射增强,动脉横过静脉处有交叉征。

10.视反射消失

视反射消失见于反射通路损害,外侧膝状体水平以上的颞、顶、枕叶病变不影响瞳孔对光反射,但有视野缺损。

三、动眼神经、滑车神经和展神经

(一)检查方法

1.眼裂

注意两侧眼裂是否对称、等大,局部有无瘢痕、外伤和炎症等。

2.眼球运动

令患者正视前方,注意有无斜视,然后嘱患者随检查者手指向上、下、左、右各方向注视,观察其眼球运动有无受限和受限的方向及程度,询问其有无复视。

3.检查眼球

有无外突和内陷。

4.眼球震颤

用肉眼或眼震图观察,若有眼震,注意其方向、幅度、频率与形式(水平、垂直、旋转),以快相为准。

5.瞳孔

注意大小、形状、位置、边缘及两侧的对称性。检查瞳孔反射的方法如下。

(1)光反射。用电筒照射一侧瞳孔,观察同侧(直接反应)和对侧(间接反应)瞳孔的收缩情况。

(2)调节和集合反射:请患者先向远处平视,然后注视距眼数厘米处的近物,正常时两眼内聚(集合运动),双侧瞳孔缩小(调节反射)。

(3)睫脊反射:抓捏下颌部或颈外侧皮肤时引起瞳孔扩大。其传入神经为三叉神经下颌支或第2～3颈神经支,传出神经为颈交感神经。

(二)临床意义

1.眼裂改变

眼裂变窄或眼睑下垂,有真性和假性之分。前者为提上睑肌麻痹,由动眼神经受累引起,常伴有其他眼肌麻痹和瞳孔散大;后者是睑板肌麻痹,为交感神经麻痹所致,常伴有瞳孔缩小,称 Horner 综合征,亦可见于重症肌无力。眼裂变宽可见于面神经麻痹,亦可见于甲状腺功能亢进,常伴有眼球突出,多为双侧性。

2.眼外肌麻痹

眼外肌系由动眼神经、滑车神经、展神经支配。

(1)动眼神经损害:患侧眼球向外下斜视与向上、向下、向内运动受限,双眼向健侧注视时出现复视,同时伴有上睑下垂、眼裂变小、瞳孔散大、对光反射消失。

（2）展神经损害：患侧眼球内斜，外展受限，双眼向患侧注视时出现复视。

（3）滑车神经损害：少见，且不易查出。

（4）动眼神经、展神经、滑车神经同时受损：出现全眼麻痹，其表现为眼睑下垂、瞳孔散大、光反射和调节反射消失、眼球固定不动，见于脑底、眶上裂及眶内的感染、外伤、肿瘤及血管性疾病等。

（5）核上性损害：可产生眼球同向运动障碍，如一侧皮质刺激性病变引起双眼向健侧凝视，而皮质毁坏性病变引起双眼向患侧凝视。松果体肿瘤等四叠体附近的病变可引起两眼向上同向运动障碍。

（6）动眼神经核损害：仅一部分该神经支配的眼肌发生麻痹，见于脑干肿瘤、弥散性脑炎等。

（7）展神经核损害常伴有面神经麻痹，见于脑干肿瘤、脑炎、延髓空洞症等。

3.瞳孔改变

（1）瞳孔扩大：一侧瞳孔扩大多为动眼神经麻痹的表现，见于颅脑损伤、肿瘤、脑疝、颅底感染、动脉瘤等。双侧瞳孔扩大多见于双目失明、深昏迷、缺氧性脑病、颠茄药物中毒、癫痫大发作等。

（2）瞳孔缩小：一侧瞳孔缩小见于同侧脑干、颈交感神经损伤或封闭后所致的交感神经麻痹，并伴有同侧眼裂变小，面部少汗或无汗，时有结合膜充血，即Horner综合征。双侧针尖样瞳孔缩小见于脑桥损伤、出血、肿瘤或脑室出血，亦见于吗啡、哌替啶或冬眠药物中毒等。

（3）光反射消失：一侧视神经损害引起同侧直接光反射和对侧间接光反射消失；一侧动眼神经损害引起同侧直接和间接光反射消失，但对侧的间接光反射存在。光反射消失，调节反射存在，瞳孔缩小且不规则，称Argyll-Robertson瞳孔，是由神经梅毒、脑炎、肿瘤等引起中脑被盖中间神经元受损所致。

四、三叉神经

（一）检查方法

1.感觉

在三叉神经分布区内以棉丝轻触试触觉，以针轻刺试痛觉，以金属或玻璃试管盛冷水（5～10 ℃）、热水（40 ℃）试温度觉。若有障碍，应注意其分布情况、性质及程度。

2.运动

令患者咀嚼，检查者用手触颞肌及咀嚼肌以测试其肌力，观察颞肌与咀嚼肌有无萎缩。令患者张口,观察其下颌有无偏斜。

3.反射

(1)角膜反射:以棉丝从侧方轻触角膜,观察同侧(直接反应)及对侧(间接反应)眼睛的闭合运动。该反射传入支为三叉神经眼支,传出支为面神经的一小分支。

(2)下颌反射:令患者微张口,检查者将拇指置于其颏部,用叩诊锤轻叩拇指,正常可引起下颌轻微闭合。

(二)临床意义

(1)三叉神经任何一支或数支发生感觉过敏或自发性疼痛,并常有激发点,见于三叉神经痛、半月节与小脑脑桥角肿瘤及上颌窦疾病等。

(2)三叉神经周围性损害:该神经任何一支损害,可引起同侧颜面部及口腔黏膜相应区域感觉减退或消失,眼支损害还可见角膜反射减退或消失,见于颅中或后窝肿瘤、外伤,海绵窦和眶上裂病变及脑膜炎等。

(3)三叉神经脊束核损害:引起面部分离性感觉改变,即痛觉、温觉丧失,而触觉保留。此核下部腹外侧受损仅可引起同侧眼支分布区的感觉改变;核的中部受损则引起眼支与上颌支分布区的感觉改变;损害再向上则引起所有3支分布区的感觉改变,见于小脑下后动脉血栓形成、脑干肿瘤和延髓空洞症等。

(4)三叉神经运动根损害:患侧颞肌萎缩,咀嚼肌肌力减弱,张口时下颌向患侧倾斜,见于颅底肿瘤、颅中窝骨折或半月节手术损伤等。下颌支受刺激可引起下颌强直性收缩或咀嚼肌痉挛,见于脑桥或颅后窝炎症、破伤风等。

(5)反射消失:角膜反射消失见于该反射通路受损,如三叉神经眼支的损伤或面神经麻痹,亦见于深昏迷。下颌反射消失见于三叉神经下颌支或脑桥运动核损害。该反射亢进则常见于假性延髓性麻痹等的双侧锥体束损害。

五、面神经

(一)检查方法

1.面肌运动

观察患者两侧鼻唇沟及前额皱纹深浅,两侧眼裂大小是否对称,鼻及口角有无歪斜,注意患者皱额、挤眉、闭眼、鼓颊吹气、露齿、笑等动作时双侧是否对称。

2.味觉

以棉签蘸有味(酸、甜、咸、苦)试液少许分别测试舌两侧前2/3味觉。

(二)临床意义

1.周围性面瘫

上、下两组面肌均出现瘫痪,表现为患侧鼻唇沟变浅或消失、眼裂变宽、额纹变浅或消失、闭眼无力或不能、嘴歪向健侧。

(1)面神经核性损害:常与同侧展神经麻痹并发,见于脑桥肿瘤及血管性疾病等。

(2)小脑脑桥角损害:常与三叉神经和听神经损害并存,并伴有患侧舌前2/3味觉障碍,见于小脑脑桥角病变及蛛网膜炎等。

(3)内耳孔处的损害:因与听神经同时受损,故可伴有耳鸣、耳聋、前庭功能减退等,也可引起泪腺、唾液腺分泌障碍。

(4)膝状神经节损害:伴有舌前2/3味觉及泪腺分泌障碍,见于膝状神经节炎或疱疹性面神经炎。

(5)面神经管损害:伴有舌前2/3味觉障碍、唾液腺分泌缺乏等,见于面神经炎及中耳炎等。

2.中枢性面瘫

因面神经核上部接受两侧锥体束支配,面神经核下部接受对侧锥体束支配,故一侧锥体束受损时,仅出现对侧下组面肌瘫痪,无萎缩、无电变性反应,见于大脑半球及内囊部血管疾病、肿瘤、外伤等。双侧锥体束损害则引起双侧面肌瘫痪、表情呆板,故又称面具脸,为假性延髓性麻痹的症状之一。

六、听神经

(一)检查方法

1.听力

听力可用音叉、电听力计等方法测试。

(1)Rinne试验:比较一侧骨导与气导的时间。将振动的音叉置于患者一侧乳突处,待听不到声音时,再立即置于其耳前测气导,如能听到,则气导大于骨导为阳性,表示正常;听不到为阴性,表示气导障碍。

(2)Weber试验:比较两侧骨导的强度。将振动的音叉置于患者前额部中央,正常人两耳声响大小相等,称试验居中。如两耳声响大小不等,称试验偏向一侧,表示有听力障碍。在传导性耳聋时患侧声响强,神经性耳聋时健侧声响强。

(3)Schwabach试验:比较患者与检查者听力的差别。以振动的音叉置于患者的乳突部,待其听不到声响时即刻置于检查者乳突部。与检查者的正常骨导相比较。传导性耳聋骨导较正常人长,神经性耳聋则骨导比正常人短。

(4)听力计检查:应用电流振荡发生不同频率和强度的纯音,更精确进行的一种听力检查。检查时,依照患者听到的最低强度做记录,将每一频率所得的单位(dB)记录在表格上,所得结果成曲线,即听力曲线。如曲线靠近零度线,则听力正常,距零度线越远,表示听力损失越大。传导性耳聋,听力损失为低频音的气导;神经性耳聋,听力下降为高频音气导和骨导。

2.前庭功能

应询问患者有无眩晕,观察有无眼球震颤及身体倾倒,必要时可做下列前庭功能试验检查。

(1)旋转试验:患者坐旋转椅内,闭目,头前倾30°,在20秒内转10圈,然后突然停止,睁眼后观察患者有无眼球震颤、倾倒、自主神经反应等,并询问患者有无眩晕。该试验因同时检查两侧水平或后半规管(检查时头前倾120°角或后仰60°角),且幕上病变可诱发癫痫,故神经外科少用。

(2)冷热水试验:冷水30 ℃,热水44 ℃(均与体温相差7 ℃)。盛水吊筒距耳高度70 cm,患者仰卧,头高30°角,两眼注视屋顶或对面墙上顶点,以导管或注射针头向外耳道内注入冷水250～300 mL,40秒后出现眼球震颤。冷水试完后休息5分钟再试热水。进行正常冷水试验时,眼球震颤持续2分钟,热水时持续100秒,若不出现眼球震颤,即说明前庭功能障碍。

(二)临床意义

1.耳鸣

耳鸣为内耳听神经的刺激症状,见于听神经损害的早期,如听神经瘤、梅尼埃综合征、椎-基底动脉供血不足及神经官能症、疲劳、药物中毒等。

2.耳聋

神经性耳聋见于听神经瘤、小脑脑桥角蛛网膜炎、颅内压增高、颅中窝骨折、药物中毒、迷路炎等。传导性耳聋见于中耳炎、耳硬化症及外耳道堵塞等。混合性耳聋兼有两者的临床特点。

3.眩晕

眩晕为前庭神经刺激症状。患者自觉周围景物或自身旋转不稳,常伴有呕吐、耳鸣、耳聋、颜面苍白、出汗等。见于脑干肿瘤、炎症、外伤或延髓空洞症、药物中毒及梅尼埃综合征等。

4.眼球震颤

眼球震颤为一种眼球不自主、有节律的往复运动。依据眼球运动方向,可分为水平性、垂直性、旋转性、斜向或混合性眼球震颤。往复速度可相同,亦可不同(即快、慢相),不同时则以快相的方向表示眼球震颤的方向。

(1)眼性眼球震颤:见于屈光不正或先天性眼病。其临床特点多为钟摆样,无快、慢相之分,不伴旋转性眩晕,但可觉外环境来回摆动,闭眼时消失。

(2)前庭性眼球震颤:多为水平-旋转性眼球震颤,幅度较大,常伴有眩晕或听力减退,闭眼时眩晕不减轻。见于迷路炎、迷路水肿与外伤等。

七、舌咽神经和迷走神经

(一)检查方法

注意患者发音有无鼻音或声音嘶哑,了解其有无吞咽困难或饮水呛咳。令患者张口,用压舌板压舌,观察静止和发"啊"音时,软腭上举是否有力,腭垂是否居中,腭弓两侧是否对称等。咽反射:用棉签或压舌板分别轻触两侧咽后壁。正常可引起作呕反应。必要时,应检查舌后1/3的味觉和一般感觉。注意呼吸、脉搏和肠蠕动情况。

(二)临床意义

1.核及核下损害

一侧损害引起腭垂偏向健侧,患侧腭弓下垂、声音嘶哑、吞咽呛咳及咽反射消失等。因内脏为双侧支配,故无内脏障碍,见于颅底肿瘤、小脑脑桥角肿瘤和脑底脑膜炎等;双侧受损引起真性延髓性麻痹,患者严重吞咽呛咳、发音困难、咽反射消失。见于脑干肿瘤、延髓出血、延髓空洞症和脑底脑膜炎等。

2.核上损害

因疑核受双侧锥体束支配,故一侧锥体束或皮质受损不引起症状。双侧损害引起假性延髓性麻痹。患者双侧软腭麻痹,发音及吞咽不能,但有较迟钝的咽反射,可伴有双侧面肌及四肢瘫痪、精神症状及脑干病理反射(掌颏、吸吮反射)等。见于脑血管病、脑炎、颅脑损伤等。

八、副神经

(一)检查方法

检查者以手抚摸患者两侧的胸锁乳突肌和斜方肌,再令患者做转头和耸肩动作,并用手抵抗之,比较两侧是否对称,肌力是否相等。

（二）临床意义

一侧副神经或其脊髓核受损时，同侧胸锁乳突肌和斜方肌瘫痪、萎缩，下颏转向患侧，用力向对侧转头时无力，患侧肩下垂，耸肩不能。见于脊髓肿瘤、脊髓空洞症及肌萎缩性侧索硬化症等。双侧受损时，患者头向后仰，并常伴迷走神经与舌咽神经受损。见于颅后窝或枕大孔区肿瘤、颅脑损伤及炎症等。

九、舌下神经

（一）检查方法

令患者将舌伸出并向左、右和向上运动，观察有无偏斜，舌肌有无萎缩或纤维震颤；亦可令患者以舌尖抵住一侧颊部，检查者用手指在颊部外按压，以试其肌力。

（二）临床意义

1. 核及核下损害

一侧损害引起患侧舌肌萎缩，有时见肌纤维震颤（核性）或肌束震颤（核下性），伸舌偏向患侧；双侧损害时，则舌无运动，进食及构音困难，并可引起呼吸困难。因面神经的口轮匝肌运动纤维系由舌下神经核发出，故该核受损时可出现口唇变薄、不能吹口哨等。见于枕骨大孔区肿瘤或炎症及延髓空洞症等。

2. 核上损害

一侧锥体束受损，伸舌偏向健侧，无舌肌萎缩和纤维震颤，多伴有中枢性面瘫。双侧锥体束受损时舌全瘫、伸出困难、舌肌萎缩。见于脑血管病、脑干肿瘤及感染等。

第五节　其他神经系统检查

一、反射检查

反射是指机体在中枢神经系统的参与下，对内、外环境刺激做出的反应。其变化在神经系统损害中出现较早，检查不受意识状态的影响，结果较为客观。临床上一般将反射分为浅反射、深反射与病理反射3类。检查时，应注意两侧对比。

(一)检查方法

1.浅反射

(1)腹壁反射($T_{7\sim12}$):令患者仰卧屈腿,并放松腹部肌肉。检查者用钝器分别轻划患者腹壁两侧上($T_{7\sim8}$)、中($T_{9\sim10}$)、下($T_{11\sim12}$)部,引起相应部位腹肌收缩。

(2)提睾反射($L_{1\sim2}$):以钝器由下而上轻划患者大腿内侧皮肤,引起同侧睾丸上提。

(3)跖反射($S_{1\sim2}$):以钝器划患者足底外侧缘,引起所有足趾向跖侧屈曲。

(4)肛门反射($S_{3\sim5}$):以钝器轻划患者肛门周围皮肤,引起肛门外括约肌收缩。

2.深反射

(1)二头肌反射($C_{5\sim6}$):置患者前臂于轻度旋前的半屈曲位,检查者置拇指于患者二头肌腱部,再以叩诊锤轻击拇指,引起前臂屈曲运动。

(2)三头肌反射($C_{6\sim7}$):置患者前臂于旋前的半屈曲位,检查者以手握其前臂,以叩诊锤轻击鹰嘴上方的三头肌腱,引起前臂伸展。

(3)桡反射($C_{7\sim8}$):置患者前臂于轻度屈曲的半旋前位,以叩诊锤轻击桡骨茎突上方,引起患者前臂旋后及屈曲运动。

(4)尺反射($C_8\sim T_1$):置患者前臂于轻度屈曲的半旋后位,以叩诊锤轻击尺骨茎突上方,引起患者前臂旋前。

(5)膝反射($L_{2\sim4}$):检查者以左臂托住患者两腿腘窝部,使其膝关节置于约120°的屈曲位,再以叩诊锤轻击髌骨下缘的髌韧带,引起膝关节伸直,并触知患者股四头肌收缩。

(6)跟腱反射($S_{1\sim2}$):检查者用手握住患者足前部,并使踝关节轻度向背侧屈曲,以叩诊锤轻击患者跟腱,引起足向跖侧屈曲。

3.病理反射

(1)阵挛:为腱反射亢进的极度表现。①踝阵挛:置患者膝关节半屈曲位,检查者一手握住其小腿,另一手握住足趾部并突然使踝关节背屈,引起踝关节连续的伸屈运动。②髌阵挛:令患者膝关节伸直,检查者用拇指和示指按住髌骨上缘,并突然用力向下推,引起患者髌骨的连续上下运动。③腕及手指阵挛:检查者突然用力背屈患者手腕和手指,引起其腕或手指的连续伸屈运动。

(2)Babinski征:以钝器划患者足底外侧皮肤,引起跚趾背屈,其余四趾张开并跖屈,或仅出现踇趾的背屈均为阳性。

(3)Chaddock 征:以钝器划患者足背外侧皮肤引起与 Babinski 征相同的反应。

(4)Oppenheim 征:检查者用拇指和示指沿着患者胫骨前缘用力自上向下推压,引起与 Babinski 征相同的反应。

(5)Gordon 征:用手指挤压患者腓肠肌,引起与 Babinski 征相同的反应。

(6)Schaffer 征:用拇指和示指紧捏患者跟腱部,引起与 Babinski 征相同的反应。

(7)Gonda 征:用力扭转或下压患者第 3 或第 4 足趾,引起与 Babinski 征相同的反应。

(8)Rossolimo 征:用叩诊锤轻击或用手轻弹患者足趾趾端或手指指端,引起足趾或手指的屈曲反应。

(9)Hoffmann 征:检查者一手握住患者腕部,另一手中指、示指挟住患者中指并稍背屈,轻弹中指指端,引起患者拇指和其他四指的屈曲运动。

(10)口反射:包括吸吮反射和掌颏反射。前者是轻触患者口唇部或叩击人中、口角等处引起的吸吮动作;后者是快速轻划患者大鱼际或小鱼际皮肤引起同侧口角上提反应。

(二)临床意义

1.皮质运动区和内囊损害

病灶对侧深反射亢进,而浅反射消失,并出现病理反射。额叶广泛病变出现强握反射和口反射;双侧皮质延髓束受损时,口反射亢进。

2.脑干损害

一侧损害少见;双侧损害时,两侧深反射亢进,浅反射消失,并出现病理反射。

3.脊髓损害

若为横贯性损害,则损害节段以下两侧深反射亢进,浅反射消失,并出现病理反射;若为半横贯性损害,则损害节段以下同侧深反射亢进,浅反射消失,并出现病理反射。

以上深反射亢进是指休克期过后。在上述部位损害的休克期,深反射减退或消失。小脑或锥体外系疾病亦可引起深反射减弱或消失。

4.神经系统兴奋性改变

中枢神经系统的兴奋性降低,如深昏迷、深睡或服用大量镇静剂等,深反射和浅反射均减弱或消失;神经系统兴奋性增高,如神经官能症、甲状腺功能亢进(简称

"甲亢")、破伤风、手足搐搦症、精神过度紧张等,则引起对称性深反射普遍提高。

5．深、浅反射改变

脊髓反射弧上任何部位的损害均可引起相应部位的深、浅反射减弱或消失。

6．其他反射改变

严重肌肉病、严重感染、中毒、全身衰竭或内分泌功能减退等引起的肌肉应激性降低,及肌张力过高或关节病变引起的活动受限,可致深反射减弱或消失;而腹壁松弛、肥胖、紧张或瘢痕等,则常使腹壁反射不易引出;老年人及阴囊、睾丸局部病变可使提睾反射减弱或消失。

二、脑膜刺激征检查

脑膜刺激征是指颅内感染、蛛网膜下腔出血、颅内压增高及颈部疾病等刺激脑脊膜和神经根引起的症状。临床表现除头痛、恶心、呕吐、体温升高等症状外,还可出现下列体征。

(一)颈强直

颈强直系颈部神经根受刺激所致。检查时,令患者仰卧,检查者用一手轻轻托起患者头部,使颈前屈,如颈部有抵抗且感疼痛,或下颌不能接近前胸壁为阳性。其程度可以下颌与胸骨柄间的距离表示,距离越大则颈强直的程度越重。严重时患者颈部向后过伸,呈强直位,不能活动,甚至整个脊柱向后弯曲,呈角弓反张状。

(二)Kernig 征

Kernig 征系脊髓腰部神经根在受牵拉刺激时引起疼痛所致。检查时患者仰卧,检查者以一手托起患者一下肢,先使膝、髋关节均屈曲成直角,后伸直其膝关节,如未达到 135°时就有抵抗,并感大腿后及腘窝部疼痛者为阳性。

(三)Brudzinski 征

令患者仰卧,检查者突然用力将其颈部向前屈曲(颈征),或用手压迫其耻骨联合(耻骨征),引起患者两下肢髋、膝关节反射性自动屈曲为阳性。检查者屈曲患者肢膝关节,再强力使该肢髋关节向腹部屈曲,引起对侧下肢发生反射性自动屈曲,称 Brudzinski 对侧小腿征阳性。

三、自主神经系统检查

(一)血管运动

注意皮肤颜色(苍白、潮红或发绀)、粗细、湿度及毛发、指甲等情况。

皮肤划纹试验:用叩诊锤柄或其他钝器划压皮肤,正常在 3～5 秒出现红色条纹。若皮肤上出现凸出的条形水肿(皮肤划纹症),则表示副交感神经极度兴奋;若皮肤上出现白色条纹,则表示交感神经兴奋性异常增强。

(二)发汗试验

洗净并干燥患者皮肤,用含碘溶液(纯碘 2 g、蓖麻油 10 mL、无水酒精 100 mL)涂于患者体表(外阴部和眼睑不宜涂布),待皮肤晾干后撒以淀粉,当皮肤出汗时,碘使淀粉变蓝色,观察其颜色改变及分布情况。促使发汗的方法有以下几种。①毛果芸香碱法:皮下注射 1% 毛果芸香碱溶液 1 mL。其作用部位是交感神经末梢。②加温法:采用被罩式热光浴,开热风扇或置热水袋等加温。该法是通过脊髓侧角细胞引起脊髓发汗反射。③阿司匹林法:口服阿司匹林 0.6～0.9 g 和饮热开水一杯,使患者发汗。其作用于下丘脑散热中枢,引起发汗反应。

1.外周神经损害

进行 3 种方法试验时,损害神经支配范围内的皮肤均少汗或无汗。

2.脊髓侧角、前根及灰交通支损害

用阿司匹林和加温法试验时,损害平面支配范围内皮肤少汗或无汗,而用毛果芸香碱法时无改变。

3.脊髓横贯性损害

用阿司匹林法和加温法时,损害平面以下皮肤少汗或无汗,毛果芸香碱法试验时无改变。

4.间脑或皮质损害

用阿司匹林法试验时,见单肢或偏身的皮肤少汗或无汗,而其他两法试验时无改变。

(三)立毛运动

置酒精、乙醚棉球或冰块于患者颈后或腋下,可引起皮肤鹅皮样改变。受损脊髓的皮肤节段及受损外周神经分布区内无此改变。

(四)皮肤营养

注意皮肤光泽及干燥与否,有无脱屑、溃疡或发亮变薄,及毛发多少,指甲的纹理、厚薄及形状等。皮肤营养障碍可见于外周神经受损和脊髓横贯性损伤等。

(五)膀胱功能

注意有无尿潴留或尿失禁,必要时做膀胱压力测定。膀胱功能障碍见于骶反射弧上任何部位的损害,腰段以上脊髓横贯性损害,及丘脑、矢状窦旁病变等。一般来说,上运动神经元受损引起尿失禁(高张力膀胱),但在休克期,亦可引起一时期的尿潴留;下运动神经元受损则引起尿潴留(低张力膀胱)。

(六)排便情况

注意有无便秘或失禁,必要时作直肠指诊检查了解肛门内括约肌的松紧度等。排便障碍见于脊髓圆锥以上部位的损害。

（七）Horner 综合征

眼睑轻垂、瞳孔缩小、眼球凹陷、面部无汗等，见于脑干段 T_1、以上脊髓或星状交感神经节疾病等。

（八）其他检查

必要时，做皮肤温度、皮肤电阻测定，如疑及下丘脑或垂体病变时，应注意患者发音、胖瘦、性征和性器官，并了解性功能及月经等内分泌情况。

四、失语、失用、失认、失写、失读和失算的检查

（一）失语

1.检查方法

检查前须排除患者精神状态的异常，及患者因咽、喉、唇、舌和面部表情肌运动障碍而引起的发音与构音困难。

（1）对语言理解能力的检查：提问题让患者回答，或由简到繁地嘱患者做各种动作，以了解患者对语言的理解能力。

（2）对语言表达能力的检查：听其自发性发言，注意其用字是否恰当，陈述是否流利等。

（3）对其命名能力的检查：展示钢笔、茶杯等日常用品，观察其能否说出其名称和用途。

2.分类和临床意义

（1）运动性失语：对语言仅能理解，但不能表达，见于运动语言中枢受损。

（2）感觉性失语：能说话，但对语言不理解，往往答非所问，见于感觉性语言中枢受损。

（3）混合性失语：具有上述两者特征者。

（4）命名性失语：对物名、人名不能讲出，但对物品的用途常能说清，见于优势半球颞叶后部和顶叶下部受损。

（二）失用

患者能正确地理解语言，随意运动良好，但不能正确执行要求做的日常动作。

1.检查方法

患者应有正常智力和对语言有正确的理解能力，并排除肌肉瘫痪、不自主运动及共济失调等运动障碍。检查时，嘱患者做某些日常动作，如握笔、持筷、穿鞋、系鞋带等，观察其动作的顺序有无错误及动作的准确性；嘱其用火柴摆简单的几何图形等，观察其能否完成。

2.分类和临床意义

(1)运动性失用:患者能理解要求完成动作的顺序,但在执行中却笨拙不灵,不能完成穿针等精细动作,并能意识到自己的动作达不到要求;或肢体有轻度瘫痪,但与完成动作的笨拙程度不相称。见于皮质运动区或运动前区受损。

(2)观念性失用:在进行较复杂动作时,患者不能意识到要求完成的某一动作所必需的顺序,动作颠三倒四,失去条理性。若让患者吸烟,则一手拿烟,一手拿火柴,不知所措;或将烟放在口中,将火柴也放在口中等,但看他人示范后,仍可完成这一动作。常见于动脉粥样硬化等引起的双侧皮质弥散性损害。

(3)观念-运动性失用:兼有上述两者特征的失用,且模仿动作也不能完成。此型临床较多见,见于优势半球缘上回损害及弥散性脑功能不全者。少数患者在胼胝体损害时可产生孤立的左手失用。

(4)结构性失用:丧失空间概念,不会画简单几何图形,或不会用火柴棒摆几何图形,或不会用积木构筑等。常见于顶叶病变,且右侧顶叶病损时比左侧病损时更为明显。

(三)失认

失认是指患者意念清楚,视觉正常,但对日常事物不认识。根据其失认的事物不同,又可分为物体失认、躯体失认、符号失认等。

(1)物体失认:把一些不同形状或不同颜色的物体如笔、玩具等放在一起,不能正确地从中取出某物。

(2)躯体失认:对自己躯体某一部位不认识。

(3)符号失认:对各种数字、字母不能认识。

失认见于弥散性脑病,特别是顶叶或颞、顶、枕区受损。

(四)失写

失写是指没有肢体瘫痪,但不会写字,见于优势半球额中回后方的书写中枢及角回受损。

(五)失读

失读是指没有视力障碍,但不能阅读,见于左侧角回受损。

(六)失算

失算是指智力正常,但不会进行简单的计算,见于左顶叶区受损。

第二章	自主神经疾病

第一节　间　脑　病　变

间脑由丘脑、丘脑底、下丘脑、膝状体及第三脑室周围结构所组成,是大脑皮质与各低级部位联系的重要结构。"间脑病变"一词,一般用于包括与间脑有关的自主神经功能障碍、精神症状和躯体方面的体重变化、水分潴留、体温调节、睡眠-觉醒节律、性功能、皮肤素质等异常和反复发作性的综合症,脑电图中可有特征性变化。

一、病因和病理

引起间脑病变最主要的原因为肿瘤。如颅咽管瘤、垂体瘤或丘脑肿瘤的压迫。其次是感染、损伤、中毒和血管疾病等。据文献报道 160 例的综合性统计中,肿瘤占 52%,炎症(如脑膜炎、脑炎、结核、蛛网膜炎等)占 20%,再次为血管病变、颅脑损伤等。少数病因不明。

间脑病变的症状与间脑破坏的程度不成比例。在动物实验中,破坏第三脑室的底部达 1/4 可不发生任何症状;破坏下丘脑后部达 2/3,则可引起恶病质而死亡。据对第一、二次世界大战中大量的脑损伤病例的观察,发现间脑损害患者而所谓间脑病变的症状并不多见。有人分析了 2 000 例脑损伤的间脑反应,认为"间脑病"的诊断应当小心。反之,某些患者有较严重的自主神经、心血管系统、水代谢、睡眠-觉醒系统的功能紊乱,但在死后的检查中并不一定能发现有严重的间脑破坏和组织学改变,或仅见轻度脑萎缩等。

二、临床表现

间脑病变的临床表现极为复杂,基本可分为定位性症状和发作性症状两大方面。

(一)定位性症状

1.睡眠障碍

睡眠障碍是间脑病变的突出症状之一。下丘脑后部病变时,大部分患者有睡眠过多现象,即嗜睡,但少数患者失眠。当下丘脑后区大脑脚受累时,则表现为发作性嗜睡病和猝倒症等。常见的临床类型如下。

(1)发作性睡病:表现为发作性的不分场合的睡眠,持续数分钟至数小时。睡眠性质与正常人相似。这是间脑特别是下丘脑病变中最常见的一种表现形式。

(2)异常睡眠症:发作性睡眠过多,每次发作时可持续睡眠数天至数周,但睡眠发作期常可喊醒吃饭、小便等,饭后又睡,其睡眠状态与正常相同。

(3)发作性嗜睡-强食症:患者不可控制地出现发作性睡眠,每次睡眠持续数小时至数天,醒后暴饮暴食,食量数倍于常量,且极易饥饿。患者多数肥胖,但无明显内分泌异常。数月至数年反复发作1次,发作间并无异常。起病多在10~20岁,男性较多,至成年后可自愈。

2.体温调节障碍

下丘脑病变产生的体温变化,可表现如下特征。

(1)低热:一般维持于37.3～37.8 ℃,很少达39 ℃以上。如连续测量几天体温,有时可发现体温的曲线是多变性的,这种24小时体温曲线有助于了解温度调节障碍。

(2)体温过低:下丘脑的前部和邻近的隔区与身体的散热可能有关。主要通过皮肤血管扩张和排汗(副交感神经)调节,而下丘脑的后侧部则可能与保热和产热有关。主要是通过肌肉的紧张和皮肤血管收缩(交感神经)造成。故当下丘脑前部或灰结节区病变时,散热发生故障,这时很容易使温度过高;而下丘脑后侧部病变时产热机制减弱或消失,常可引起体温过低。

(3)高热:下丘脑视前区两侧急性病变常有体温很快升高,甚至死亡后仍然有很高体温。神经外科手术或急性颅脑损伤影响该区域时,往往在12小时内出现高热,但肢体是冰冷的,躯干温暖,有些患者甚至心率及呼吸保持正常。高热时服解热剂无效,体表冷敷及给氯丙嗪降温反应良好。但是下丘脑占位性病变,可因破坏区域极广而没有体温的明显变化;反之,亦可因下丘脑肿瘤选择性地破坏而引起体温持久升高,脑桥中脑血管性病变也可出现高热。

3.尿崩症

下丘脑的病变损害视上核、室旁核或视上核-垂体束,均常发生血管升压素分泌过少,可引起尿崩症。各种年龄均可得病,但 10～20 岁更多,男性稍多于女性。起病可骤可缓。主要症状有多尿(失水)、口渴、多饮。每昼夜排尿总量常在 5～6 L,多至 10 L 余,尿比重低(<1.006),但不含糖。每天饮水也多,总量与尿量相接近,如限制喝水,尿量往往仍多而引起失水。患者有头痛、疲乏、肌肉疼痛、体温降低、心动过速、体重减轻。久病者常因烦渴多饮,日夜不宁,发生失眠、焦虑、烦躁等神经情绪症状。若下丘脑前部核群功能亢进,或双侧视交叉上核损害,偶尔亦发生少饮及乏尿症。

4.善饥

下丘脑病变引起过分饥饿较烦渴症状较少见。善饥症发现在额叶双侧病变,包括大脑皮质弥散性疾病及双侧前额叶切除后。轻度善饥症状见于激素治疗及少数精神分裂症患者。这些患者对食欲估计不能。在强食症中,表现过分饥饿,伴周期性发作性睡眠过度等症状,常归因于下丘脑病变。双额叶病变时,偶亦发生善饥,表现贪食,吃不可食的东西,同时有视觉辨别功能丧失、攻击行为及性活动增加等症状。

5.性功能和激素代谢障碍性功能异常

主要表现为性欲减退。儿童病例有发育迟缓或早熟,青春期后女性则月经周期改变或闭经,男性则精子形成障碍甚至阳痿。Bauer 分析 60 例下丘脑病变患者,有24 例发育早熟,19 例有性功能减退。此种障碍的出现常用下丘脑脊髓纤维及下丘脑垂体纤维通过神经体液的调节紊乱来解释。若下丘脑的乳头体,灰结节部附近患有肿瘤,则来自结节漏斗核的下丘脑垂体纤维受阻,能影响腺垂体的促性腺激素的释放,使内分泌发生异常。下丘脑的脊髓纤维可调节脊髓各中枢活动,改变性功能。成人脑底部肿瘤,刺激下丘脑前方或腹内侧区时,偶亦发生性欲过旺。

闭经-溢乳综合征的主要机制是催乳素分泌过多,高催乳素血症抑制下丘脑促性腺释放激素的分泌。常由肿瘤(垂体肿瘤等)、下丘脑与垂体功能障碍或服用多巴胺受体阻滞剂(硫代二苯胺、氟哌啶醇)等各种因素所致。间脑病时激素代谢的改变以 17-酮类固醇类最明显。因 17-酮类固醇类是许多肾上腺皮质激素和性激素的中间代谢产物，正常人每昼夜排出量为10～20 mg，某些患者可增高到 20～40 mg。17-羟皮质固醇的测定同样也可有很大的波动性，排出量可以增高达 14 mg。

6.脂肪代谢障碍

肥胖是由于下丘脑后方病变累及腹内侧核或结节附近区域所致，常伴有性器官发育不良症，称肥胖性生殖不能性营养不良综合征。继发性者常由下丘脑部肿瘤或垂体腺瘤压迫下丘脑所致，其次为下丘脑部炎症。原发性者多为男性儿童，起病往往颇早，有肥胖和第二性征发育不良，但无垂体功能障碍。肥胖为逐渐进展性，后期表现极其明显，脂肪分布以面部、颈及躯干最显著，其次为肢体的近端。皮肤细软，手指细尖，常伴有骨骼过长现象。

消瘦在婴儿多见，往往因下丘脑肿瘤或其他病变引起。如肿瘤破坏双侧视交叉上核、下丘脑外侧区或前方，均可发生厌食症，吞咽不能，体重减轻。在成人有轻度体重下降，乏力，但极端恶病质常提示有垂体损害。垂体性恶病质（Simmond 综合征）的特征为体重减轻，厌食，皮肤萎缩，毛发脱落，肌肉软弱，怕冷，心跳缓慢，基础代谢率降低等。本征亦发生于急性垂体病变。例如，头颅外伤、肿瘤、垂体切除术后。垂体性恶病质反映腺垂体促甲状腺素、促肾上腺皮质激素及促性腺激素的损失。近年来研究发现，下丘脑还能分泌多种释放因子（主要是由蛋白质或多肽组成）调节腺垂体各种内分泌激素的分泌功能。因此，单纯下丘脑损伤时，可以出现许多代谢过程的紊乱。

7.糖、蛋白代谢及血液其他成分的改变

下丘脑受损时，血糖往往升高或降低。当下丘脑受急性损伤或刺激时，可产生高血糖，但血清及小便中酮体往往呈阴性。在动物实验中，损伤下丘脑前方近视交叉处或破坏室旁核时，能引起低血糖及增加胰岛素敏感性。蛋白质代谢障碍表现为血浆蛋白中清蛋白减低，球蛋白增高，因而 A／G 系数常常低于正常。用电泳法观察，发现球蛋白中以 α_2 球蛋白的上升比较明显，β 部分减低。间脑疾病时血中钠含量一般都处于较低水平，血溴测定常增高。其次也可以发生真性红细胞增多症，在无感染情况下也可出现中性粒细胞的增多。

8.胃十二指肠溃疡和出血

在人及动物的急性下丘脑病变中，可伴有胃十二指肠溃疡及出血。但下丘脑的前方及下行至延髓中的自主神经纤维，在其径路上的任何部位，有急性刺激性病变时，均可引起胃和十二指肠黏膜出血和溃疡形成。产生黏膜病变的原理有两种意见，一种认为由于交感神经血管收缩纤维的麻痹，可发生血管扩张，而导致黏膜出血;另一种认为是迷走神经活动过度的结果,使胃肠道肌肉发生收缩,引起局部缺血与溃疡。

消化性溃疡常发生于副交感神经过度紧张的人。颅内手术后并发胃十二指肠溃疡的发生率不高。根据颅内病变(脑瘤、血管病变)352例尸检病例报道,有上消化道出血及溃疡的占12.5%,内科病例(循环、呼吸系统病变等)非颅内病变的1 580例,伴上消化道出血及溃疡的占6%,显然以颅内病变合并上消化道出血的比率为高。上海市仁济医院神经科298例脑出血、鞍旁及鞍内肿瘤病例的统计,有上消化道出血的仅占6%,发病率似偏低。

9.情绪改变

动物实验中见到多数双侧性下丘脑病损的动物,都有较为重要的不正常行为。研究指出,下丘脑的情绪反应不仅决定于丘脑与皮质关系,当皮质完整时,在刺激乳头体、破坏下丘脑的后腹外核及视前核有病变时均可引起。主要的精神症状包括兴奋、病理性哭笑、定向力障碍、幻觉及激怒等。

10.自主神经功能症状

下丘脑前部及灰结节区为副交感神经调节,下丘脑后侧部为交感神经调节。下丘脑病变时自主神经是极不稳定的,心血管方面的症状常是波动性的,血压大多偏低,或有直立性低血压,但较少有血压增高现象。一般,下丘脑后方及腹内核病变或有刺激现象时,有血压升高、心率加快、呼吸加快,胃肠蠕动和分泌抑制,瞳孔扩大;下丘脑前方或灰结节区刺激性病变,则血压降低、心率减慢、胃肠蠕动及分泌增加、瞳孔缩小。但新近研究指出,在视上核及室旁核或视前区类似神经垂体,有较高浓度的血管升压素及催产素,说明下丘脑前方也可引起高血压。若整个下丘脑有病变则血压的改变更为复杂、不稳。伴有心率、脉搏减慢,有时出现冠状动脉的供血不足,呼吸浅而慢,两侧瞳孔大小不对称,偶可引起排尿障碍,常有心脏、胃肠及膀胱区不适感,因结肠功能紊乱,偶有大便溏薄,便秘与腹泻交替出现的情况。

(二)发作性症状

常以间脑癫痫为主要表现。所谓间脑性癫痫发作,实为下丘脑疾病所引起的阵发性自主神经系统功能紊乱综合征。发作前患者多先有情绪波动,食欲改变(增高或低下),头痛,打哈欠,恐惧不安和心前区不适。发作时,面色潮红或苍白、流涎、流泪、多汗、战栗、血压骤然升高、瞳孔散大或缩小、眼球突出、体温上升或下降、脉速、呼吸变慢、尿意感及各种内脏不适感,间或有意识障碍和精神改变等。发作后全身无力、嗜睡或伴有呃逆。每次发作持续数分钟到数小时。有的则突然出现昏迷,甚至心脏停搏而猝死。总之,每个患者的发作有固定症状和刻板的顺序,而各个患者之间则很少相同。

三、检查

(一)脑脊液检查

除占位病变有压力增高及炎性病变,有白细胞增计数多外,一般均属正常。

(二)X 线头颅正侧位摄片

偶见鞍上钙化点,蝶鞍扩大,或后床突破坏情况,必要时行血管造影及 CT 脑扫描。

(三)脑电图检查

能见到 14 Hz 的单向正相棘波或弥散性异常,阵发性发放的、左右交替的高波幅放电有助于诊断。

四、诊断

下丘脑病变的病因较多,临床症状表现不一,诊断较难,必须注意详细询问病史,并结合神经系统检查及辅助检查,细致分析考虑。时常发现下丘脑病理的改变很严重,而临床症状却不明显,亦有下丘脑病理改变不明显,而临床症状却很严重。必须指出,在亚急性或慢性的病变中,自主神经系统具有较强的代偿作用。因此,不要忽略详细的自主神经系统检查,如出汗试验、皮肤划痕试验、皮肤温度测定、眼心反射、直立和卧倒试验及药物肾上腺素试验等,以测定自主神经的功能状况。脑电图的特征性改变有助于确定诊断。

五、治疗

(一)病因治疗

首先要区别肿瘤或炎症。肿瘤引起者应根据手术指征进行开颅切除或深度X 线治疗。若为炎症,应先鉴别炎症性质为细菌性或病毒性,然后选用适当的抗生素、激素及中药等治疗。若是由损伤和血管性病变所致,则应根据具体情况,采用手术、止血或一般支持治疗。非炎症性的慢性退行性的下丘脑病变,一般以对症治疗、健脑和锻炼身体为主。

(二)特殊治疗

(1)下丘脑病变,若以嗜睡现象为主者,则选用中枢兴奋药物口服,如苯丙胺、哌甲酯、甲氯芬酯等。

（2）尿崩症采用血管升压素替代治疗。神经垂体制剂常用者有下列三种：①垂体加压素以鞣酸盐油剂的作用时间最长，肌内注射每次 0.5～1 mL，可维持 7～10 天。②神经垂体粉剂。可由鼻道给药，成人每次 30～40 mg，作用时间6～8 小时，颇为方便。③氢氯噻嗪。若对此类药物有抗药、过敏或不能耐受注射者，可以本品代替。

（3）病变引起腺垂体功能减退者，可补偿周围内分泌腺（肾上腺、甲状腺、性腺）分泌不足，用合并激素疗法。例如，甲状腺制剂合并可的松适量，口服，丙酸睾酮 25 mg，每周 1～3 次肌内注射，高蛋白饮食。若有电解质紊乱可考虑合用去氧皮质酮或甘草。

（4）间脑性癫痫发作，可采用苯妥英钠、地西泮或氯氮䓬等口服治疗。精神症状较明显的患者可应用氯丙嗪口服。但如有垂体功能低下的病例须注意出现危象。

（5）颅内压增高用脱水剂，如氨苯蝶啶 50 mg，3 次/天，口服；氢氯噻嗪 25 mg，3 次/天，口服；20％甘露醇 250 mL，静脉滴注等。

（三）对症治疗

血压偶有升高，心跳快，可给适量降压剂，必要时口服适量普萘洛尔。发热者可服用中枢退热药物（阿司匹林、氯丙嗪）、苯巴比妥、地西泮、甲丙氨酯等药物或进行物理降温。合并胃及十二指肠出血，可应用适量止血剂，如酚磺乙胺及氨甲苯酸等。神经症状明显者，应采取综合疗法，首先要增强体质锻炼，如做广播操、打太极拳及气功等，建立正常生活制度，配合适当的休息，适量服用吡拉西坦或健脑合剂等。对失眠者晚间用适量催眠剂，白天也可用适当镇静剂，头痛严重者也可用镇痛剂。

第二节 迷走性晕厥

晕厥是指突然发作的短暂的意识丧失，同时伴有肌张力的降低或消失，持续几秒至几分钟可自行恢复。其实质是脑血流量的暂时减少。晕厥可由心血管疾病、神经系统疾病及代谢性疾病等引起，但临床根据病史、体格检查、辅助检查还有许多患者不能找到原因。血管迷走性晕厥（VS）是多发于青少年时期不明原因晕厥中最常见的病因，据统计有 40％以上的晕厥属于此类。

血管迷走性晕厥是指各种刺激通过迷走神经介导反射，导致内脏和肌肉小血管扩张及心动过缓，表现为动脉低血压伴有短暂的意识丧失，能自行恢复，而无神经定位体征的一种综合征。

一、发病机制

虽然 Lewis 提出血管迷走性晕厥这一诊断已近 70 年，但至今人们对其病因及发病机制尚未完全阐明。目前，多数学者认为，其基本病理生理机制是由于自主神经系统的代偿性反射受到抑制，而不能对长时间的直立体位保持心血管的代偿反应。正常人直立时，由于重力的作用，血液聚集在肢体较低的部位，头部和胸部的血液减少，静脉回流减少，使心室充盈及位于心室内的压力感受器失去负荷，向脑干中枢传入冲动减少，反射性地引起交感神经兴奋性增加和副交感神经活动减弱。通常表现为心率加快，轻微减低收缩压和增加舒张压。而血管迷走性晕厥的患者对长时间的直立体位不能维持代偿性的心血管反应。有研究报道，血管迷走性晕厥患者循环血液中儿茶酚胺水平和心脏肾上腺素能神经的张力持续增加，导致心室相对排空的高收缩状态，进而过度刺激左心室下后壁的机械感受器，使向脑干发出的迷走冲动突然增加，诱发与正常人相反的反射性心动过缓和外周血管扩张，导致严重的低血压和心动过缓，引起脑灌注不足、脑低氧和晕厥。

另外，研究还发现，神经内分泌调节也参与了血管迷走性晕厥的发病机制，包括肾素-血管紧张素-醛固酮系统、儿茶酚胺、5-羟色胺、内啡肽以及一氧化氮等，但其确切机制尚不清楚。

二、临床表现

血管迷走性晕厥多见于学龄期儿童，女孩多于男孩，通常表现为立位或坐位起立时突然发生晕厥。起病前可有短暂的头晕、注意力不集中、面色苍白、视、听觉下降，恶心、呕吐、大汗及站立不稳等先兆症状，严重者可有 10～20 秒的先兆。若能警觉此先兆而及时躺下，可缓解或消失。初始时心跳常加快，血压尚可维持，以后心跳减慢，血压渐下降，收缩压较舒张压下降明显，故脉压缩小，当收缩压下降至 10.7 kPa（80 mmHg）时，可出现意识丧失数秒或数分钟，少数患者可伴有尿失禁，醒后可有乏力、头昏等不适，严重者醒后可有遗忘、精神恍惚、头痛等症状，持续 1～2 天症状消失。发作时查体可见血压下降、心跳缓慢、瞳孔扩大等体征。发作间期常无阳性体征。有研究发现，血管迷走性晕厥可诱发张力性阵挛样运动,可被误诊为癫痫。高温、通风不良、劳累及各种慢性疾病均可诱发本病。

三、辅助检查

长期以来,明确神经介导的血管迷走性晕厥的诊断一直是间接、费时而且昂贵的,并且常常没有明确的结果。直立倾斜试验是近年来发展起来的一种新型检查方法,对血管迷走性晕厥的诊断起到决定性的作用。其阳性反应为试验中患者由卧位改为倾斜位后发生晕厥,并伴血压明显下降或心率下降。

直立倾斜试验对血管迷走性晕厥的诊断机制尚未完全明确。正常人在直立倾斜位时,由于回心血量减少,心室充盈不足,有效搏出量减少,动脉窦和主动脉弓压力感受器传入血管运动中枢的抑制性冲动减弱,交感神经张力增高,引起心率加快,使血压维持在正常水平。血管迷走性晕厥的患者,此种自主神经代偿性反射受到抑制,不能维持正常的心率和血压,加上直立倾斜位时心室容量减少,交感神经张力增加,特别是在伴有异丙肾上腺素的正性肌力作用时,使充盈不足的心室收缩明显增强。此时,刺激左心室后壁的感受器,激活迷走神经传入纤维,冲动传入中枢,引起缩血管中枢抑制,而舒血管中枢兴奋,导致心动过缓和(或)血压降低,使脑血流量减少,引起晕厥。有人认为抑制性反射引起的心动过缓是由于迷走神经介导的,而阻力血管扩张和容量血管收缩引起的低血压是交感神经受到抑制的结果。此外,Fish认为血管迷走性晕厥的机制是激活Bezold-Jarisch反射所致。直立倾斜试验的方法尚无一致标准,归纳起来有以下3种常用方法。

(一)基础倾斜试验

试验前3天停用一切影响自主神经功能的药物,试验前12小时禁食。患者仰卧5分钟,记录动脉血压、心率及Ⅱ导心电图,然后站立于倾斜板床(倾斜角度60°)上,直至出现阳性反应或完成45分钟全程。在试验过程中,从试验开始即刻及每5分钟测量血压、心率及Ⅱ导联心电图1次,若患者有不适症状,可随时监测。对于阳性反应患者立即终止试验,并置患者于仰卧位,直至阳性反应消失,并准备好急救药物。

(二)多阶段异丙肾上腺素倾斜试验

实验前的准备及监测指标与基础倾斜试验相同。实验分三个阶段进行,每阶段先平卧5分钟,进行药物注射(异丙肾上腺素),待药物作用稳定后,再倾斜到60°,持续10分钟或直至出现阳性反应。上一阶段若为阴性,则依次递增异丙肾上腺素的浓度,其顺序为 0.02～0.04 $\mu g/(kg \cdot min)$、0.05～0.06 $\mu g/(kg \cdot min)$ 及 0.07～0.10 $\mu g/(kg \cdot min)$。

(三)单阶段异丙肾上腺素倾斜试验

实验方法与多阶段异丙肾上腺素倾斜试验相同,但仅从第 3 阶段开始。直立倾斜试验阳性结果的判断标准如下。

患者在倾斜过程中出现晕厥或晕厥先兆(头晕并经常伴有以下一种或一种以上症状:视、听觉下降,恶心、呕吐、大汗、站立不稳等)的同时伴有以下情况之一者:①舒张压＜6.7 kPa(50 mmHg)和/或收缩压＜10.7 kPa(80 mmHg)或平均压下降 25％以上。②窦性心动过缓(4～6 岁:心率＜75 次/分钟;6～8 岁:心率＜65 次/分钟;8 岁以上:心率＜60 次/分钟)或窦性停搏＞3 秒。③一过性二度或二度以上房室传导阻滞。④交界性心律。

四、诊断及鉴别诊断

对于反复晕厥发作的患者,经过详细地询问病史,了解发作时的症状与体征,再通过必要的辅助检查,如心电图、脑电图、生化检查和直立倾斜试验等手段不难诊断,但仍要与以下疾病进行鉴别。

(一)心源性晕厥

该病是由心脏疾病引起的心输出量突然降低或排血暂停,导致脑缺血所引起。多见于严重的主动脉瓣或肺动脉瓣狭窄、心房黏液瘤、急性心肌梗死、严重的心律失常、Q-T 间期延长综合征等疾病。通过仔细询问病史、体格检查、心电图改变等易于鉴别。

(二)过度换气综合征

过度焦虑和癔症发作可引起过度换气,导致二氧化碳减少及肾上腺素释放、呼吸性碱中毒,脑血管阻力增加,脑血流量减少。发作之初,有胸前区压迫感、气闷、头晕、四肢麻木、发冷、手足抽搐、神志模糊等。症状可持续 10～15 分钟,发作与体位无关,血压稍降,心率增快,不伴有面色苍白,亦不因躺下而缓解。当患者静息后发作即终止,并可因过度换气而诱发。

(三)低血糖症晕厥

本病常有饥饿史或使用降糖药的病史。主要表现为乏力、出汗、饥饿感,进而出现晕厥和神志不清,晕厥发作缓慢。发作时血压和心率多无改变,可无意识障碍,化验血糖降低,静脉注射葡萄糖迅速缓解症状。

(四)癫痫

对于表现为惊厥样晕厥发作的血管迷走性晕厥患者要注意与癫痫鉴别,通过做脑电图、直立倾斜试验的检查不难鉴别。

(五)直立调节障碍

该病患者表现为由卧位直立瞬间或直立时间稍长可出现头晕、眼花、胸闷不适等症状,严重者可有恶心、呕吐,甚至晕倒,不需治疗能迅速清醒,恢复正常。可通过直立试验、直立倾斜试验等加以鉴别。

(六)癔症性晕厥

该病发作前有明显的精神因素,且在人群之前发作。发作时神志清楚,有屏气或过度换气,四肢挣扎乱动,双目紧闭,面色潮红。脉搏、血压均正常,无病理性神经体征,发作持续数分钟至数小时不等,发作后情绪不稳,有晕倒,亦缓慢进行,不会受伤,常有类似发作史,易与血管迷走性晕厥鉴别。

五、治疗

血管迷走性晕厥的治疗有多种方法,要因人而异。

(1)一般治疗:医务人员要耐心细致地告诉患者和家属要正确认识本病的性质,并要求患者避免可能诱发血管迷走性晕厥的因素(如过热的环境和脱水等),告诉患者在有发作先兆时要立即坐下或躺倒,对于只有一次或少数几次发病的患者可进行观察治疗。

(2)药物治疗:对于反复发作且发作前无任何先兆症状和症状严重的患者可选用下列药物治疗:①β受体阻滞剂,如美托洛尔已用于预防并认为有效。因为其负性变力作用可阻缓突然的机械受体的激活,剂量 1～4 mg/(kg·d),分 2 次口服。②丙吡胺因其具有负性变力作用和抗迷走作用而常常有效,剂量一般为 3～6 mg/(kg·d),分4次口服。③东莨菪碱,如氢溴酸东莨菪碱剂量为 0.006 mg/(kg·次)口服。

(3)对于心脏抑制型、混合型表现的患者,可考虑心脏起搏治疗。

第三节　面偏侧萎缩症

面偏侧萎缩症为一种单侧面部组织的营养障碍性疾病,其临床特征是一侧面部各种组织慢性进行性萎缩。

一、病因

本症的原因尚未明了。由于部分病例伴有包括 Horner 综合征在内的颈交感神经障碍的症状，一般认为和自主神经系统的中枢性或周围性损害有关。其他学说牵涉局部或全身性感染、损伤、三叉神经炎、结缔组织病、遗传变性等。起病多在儿童、少年期，一般在 10～20 岁，但无绝对年限。女性患者较多。

二、病理学改变

面部病变部位的皮下脂肪和结缔组织最先受累，然后牵涉皮肤、皮下组织、毛发和脂腺，最重者侵犯软骨和骨骼。受损部位的肌肉因所含的结缔组织与脂肪消失而缩小，但肌纤维并不受累，且保存其收缩能力。面部以外的皮肤和皮下组织、舌部、软腭、声带、内脏等也偶被涉及。同侧颈交感神经可有小圆细胞浸润。部分病例伴有大脑半球的萎缩，可能是同侧、对侧或双侧的。个别并伴发偏身萎缩症。

三、临床表现

起病隐袭。萎缩过程可以从面部任何部位开始，以眶上部、颧部较为多见。起始点常呈条状，略与中线平行，皮肤皱缩，毛发脱落，称为"刀痕"。病变缓慢地发展到半个面部，偶然波及头盖部、颈部、肩部、对侧面部，甚至身体其他部分，病区皮肤萎缩、皱褶，常伴脱发，色素沉着，毛细血管扩张，汗分泌增加或减少，唾液分泌减少，颧骨、额骨等下陷，与健区皮肤界限分明。部分病例并呈现瞳孔变化、虹膜色素减少、眼球内陷或突出，眼球炎症、继发性青光眼、面部疼痛或轻度病侧感觉减退、面肌抽搐，以及内分泌障碍等。面偏侧萎缩症者，常伴有身体某部位的皮肤硬化。仅少数伴有临床癫痫发作或偏头痛，但约半数的脑电图记录有阵发性活动。

四、病程

发展的速度不定。大多数病例在进行数年至十余年后趋向缓解，但伴发的癫痫可能继续。

五、诊断

本症形态特殊，当患者出现典型的单侧面部萎缩，而肌力量不受影响时，不难诊断。仅在最初期可能和局限性硬皮病混淆。头面部并非后者的好发部位，本症的"刀痕"式分布也可帮助鉴别。

六、治疗

目前的治疗尚限于对症处理。有人用氢溴酸樟柳碱 5 mg 与生理盐水 10 mL 混合，做面部穴位注射，对轻症可获一定疗效。还可采取针灸、理疗、推拿等。有癫痫、偏头痛、三叉神经痛、眼部炎症者应给相应治疗。

第四节　自发性多汗症

正常人在生理情况下排汗过多，见于运动、高温环境、情绪激动以及进食辛辣食物时。另一类可为自发性，也可为炎热季节加重。这种出汗多常为对称性，且以头颈部、手掌、足底等处明显。

一、病因

自发性多汗症病因多数不明，临床常见下列因素。

（1）局限性或全身性多汗症：常发生于神经系统的某些器质性疾病。如丘脑、内囊、纹状体或脑干等处的损害时，可见偏身多汗。某些偏头痛、脑炎后遗症亦可见之。此外，小脑、延髓、脊髓、神经节、神经干的损伤、炎症及交感神经系统的疾病，均可引起全身或局部多汗。头部一侧多汗，常由于炎症、肿瘤或动脉瘤等刺激一侧颈交感神经节所引起。神经官能症患者因大脑皮质兴奋与抑制过程的平衡失调，亦可表现自主神经系统不稳定性，而有全身或一侧性过多出汗。

（2）先天性多汗症：往往局限于腋部、手掌、足趾等处，皮肤经常处于湿冷状态，可能与遗传因素有关。见于一些遗传性综合征，如 Spanlang-Tappeiner 综合征、Riley-Day 综合征等。

（3）多种内科疾病皆有促使全身汗液分泌过多的情况。例如，结核病、伤寒等传染病、甲状腺功能亢进、糖尿病、肢端肥大病、肥胖症及铅、砷的慢性中毒等。

二、临床表现

多数病例表现为阵发性、局限性多汗，亦有泛发性、全身性，或偏侧性及两侧对称性。汗液分泌量不定，常在皮肤表面结成汗珠。气候炎热、剧烈运动或情感激动时加剧。依多汗的形式可有以下几种。

(一)全身性多汗

一般表现周身易出汗,外界或内在因素刺激时加剧。患者皮肤因汗液多,容易发生擦破、汗疹及毛囊炎等并发症。见于甲状腺功能亢进、脑炎后遗症、下丘脑损害后等。

(二)局限性多汗

局限性多汗好发于头、颈、腋及肢体的远端,尤以掌部、跖部最易发生,通常对称地发生于两侧,有的仅发生于一侧或身体某一小片部位。有些患者的手部及足底经常淌流冷汗,尤其在情绪紧张时,汗珠不停渗流。有些患者手足部皮肤除湿冷以外,又呈苍白色或青紫色,偶尔发生水疱及湿疹样皮炎。有些患者仅有过多的足汗,汗液分解放出臭味,有时起泡或脱屑、角化层增厚。腋部、阴部也容易多汗,可同时发生臭汗症。多汗患者的帽子及枕头,可以经常被汗水中的油脂所污染。截瘫患者在病变水平以上常有出汗过多,颈交感神经刺激产生局部头面部多汗。

(三)偏身多汗

偏身多汗一般表现为身体一侧多汗,除临床常遇到卒中后遗偏瘫患者有偏瘫侧肢体多汗外,常无明显神经体征。自主神经系统检查,可见多汗侧皮温偏低,皮肤划痕试验可呈阳性。

(四)耳颞综合征

一侧脸的颞部发红,伴局限性多汗症。多汗常发生于进食酸、辛辣食物刺激味觉后,引起反射性出汗,某些病例尚伴流泪。这些刺激味觉后所致的出汗,同样见于颈交感神经丛、耳大和舌神经支配范围。颈交感性味觉性出汗常见于胸出口部位病变手术后。上肢交感神经切除无论是神经节或节前切除后数周或数年,约1/3患者发生味觉性出汗。

三、诊断

根据临床病史,症状及客观检查,诊断并不困难。

四、治疗

以去除病因为主。有时根据患者情况,可以应用下列方法。

(一)局限性多汗

特别是以四肢远端或颈部为主者,可用3%～5%甲醛溶液局部擦拭,或用

0.5％醋酸铝溶液浸泡，1次/天，每次15～20分钟。全身性多汗者可口服抗胆碱能药物，如阿托品或颠茄合剂、溴丙胺太林等以抑制全身多汗症。对情绪紧张的患者，可给氯丙嗪、地西泮、氨氮䓬等。有人采用20％～25％氯化铝液酊（3次/周）或5％～10％硫酸锌等收敛剂局部外搽，亦有暂时效果。足部多汗患者，应该每天洗脚及换袜，必要时擦干皮肤后用25％氯化铝溶液，疗效较好。

（二）物理疗法

可应用自来水离子透入法，2～3次/周，以后每月1～2次维持，可获得疗效。有人曾提出对严重的掌、跖多汗症，可试用深部X线照射局部皮肤，每次1 Gy，1～2次/周，总量8～10 Gy。

（三）手术疗法

对经过综合内科治疗而无效的局部性顽固性多汗症，且对工作及生活产生妨碍者，可考虑交感神经切除术。术前均应先做普鲁卡因交感神经节封闭，以测试疗效。封闭后未见效果者，一般不宜手术。

第五节　红斑性肢痛症

红斑性肢痛症是一种少见的阵发性血管扩张性疾病。其特征为肢端皮肤温度升高，皮肤潮红、肿胀，产生剧烈灼热痛，尤以足底、足趾为著，环境温度增高时，则灼痛加剧。

一、病因

本症原因未明。多见于青年男女，是一种原发性血管疾病。可能是由于中枢神经、自主神经紊乱，使末梢血管运动功能失调，肢端小动脉极度扩张，造成局部血流障碍，局部充血。当血管内张力增加，压迫或刺激邻近的神经末梢时，则发生临床症状。应用5-羟色胺拮抗剂治疗本病获得良效，因而认为本症可能是一种末梢性5-羟色胺被激活的疾病。有人认为本症是前列腺素代谢障碍性疾病，其皮肤潮红、灼热及阿司匹林治疗有效，皆可能与之有关。营养不良与严寒气候均是主要的诱因。毛细血管血流研究显示这些微小血管对温度的反应增强，形成毛细血管内压力增加和明显扩张。

二、临床表现

主要的症状多见于肢端,尤以双足最为常见。表现为足底、足趾的红、热、肿、痛。疼痛为阵发性,非常剧烈,如烧灼、针刺,夜晚发作次数较多,在发作之间仍有持续性钝痛。温热、行动、肢端下垂或长时站立,皆可引起或加剧发作。晚间入寝时,常因足温暖而发生剧痛,双足露在被外可减轻疼痛。若用冷水浸足、休息或将患肢抬高时,灼痛可减轻或缓解。

由于皮内小动脉及毛细血管显著的扩张,肢端的皮肤发红及充血,轻压可使红色暂时消失。患部皮肤温度增高,有灼热感,有轻微指压性水肿。皮肤感觉灵敏,患者不愿穿袜或戴手套。患处多汗。屡次发作后,可发生肢端皮肤与指甲变厚或溃破,偶见皮肤坏死,但一般无感觉及运动障碍。

三、诊断

注意肢端阵发性的红、肿、热、痛四大症状,其次病史中有受热时疼痛加剧,局部冷敷后可减轻疼痛的表现,则大多数病例的诊断并不困难。

四、鉴别诊断

但应与闭塞性脉管炎、红细胞增多症、糖尿病性外周神经炎、轻度蜂窝织炎等相鉴别,鉴别的要点在于动脉阻塞或外周神经炎时,受累的足部是冷的。雷诺病是功能性血管间歇性痉挛性疾病,通常有苍白或发绀的阶段,受累时的指、趾呈寒冷、麻木或感觉减退。此外,脊髓结核、亚急性脊髓联合变性、脊髓空洞症等,可发现肢端感觉异常。但它们除轻度苍白外,发作时无客观征象,各病种有感觉障碍等其他特点。

五、治疗

应注意营养,发作时将患肢抬高及施行冷敷可使症状暂时减轻。患者应穿着透气的鞋子,不要受热,避免任何足以引起血管扩张的局部刺激。

(1)对症止痛,阿司匹林小剂量口服,每次 0.3 g,1～2 次/天,可使症状显著减轻,或去痛片、可卡因、肾上腺素及其他止痛药物等均可服用,达到暂时止痛。近年来,应用 5-羟色胺拮抗剂,如美西麦角,每次 2 mg,3 次/天,或苯噻啶,每次 0.5 mg,1～3 次/天服用,常可获完全缓解。

(2)B 族维生素药物应用,也有人主张短期肾上腺皮质激素冲击治疗。

(3)患肢用 1% 利多卡因和 0.25% 丁卡因混合液 10 mL,另加生理盐水 10 mL 稀释后做踝上部环状封闭及穴位注射,严重者或将其液体做骶部硬膜外局部封闭治疗,亦有一定的效果。必要时施行交感神经阻滞术。

六、预后

本病常很顽固,往往屡次复发与缓解,经好多年治疗仍不能治愈,但也有良性类型,对治疗的反应良好。至晚期皮肤指甲变厚,甚至有溃疡形成,但决不至伴有任何致命或丧失肢体的并发症。

第六节　肢端血管痉挛症

肢端血管痉挛症(RS)是一种少见的肢端小动脉痉挛或功能性闭塞引起的局部(指趾)缺血征象。

常因暴露于寒冷中或情绪激动而诱发。症状表现为肢端皮肤阵发性对称性苍白、发绀和潮红并伴疼痛。此病分为原发性和继发性两种,前者称雷诺病,后者称雷诺综合征。此病常继发于各种系统疾病,如血栓闭塞性脉管炎、闭塞性动脉硬化、硬皮病、遗传性冷指病及冻疮等。

一、病因及发病机制

本症由肢端小动脉痉挛所致,引起肢端小动脉痉挛的原因可归纳如下。

(一)神经机制

中枢及周围交感神经功能紊乱。研究发现肢端小动脉壁上肾上腺素受体的密度和敏感性增加,β 突触前受体和病理生理作用,血管壁上神经末梢的反应性增高,以上均提示周围交感神经功能亢进,对正常冷刺激反应过度。一只手震动引起另一只手血管收缩,此现象可被远端外周神经阻滞而控制;身体受冷而肢端不冷可诱发肢端血管痉挛,此现象提示中枢交感性血管收缩机制的作用。

(二)血管壁和血细胞的相互作用

正常的微循环血流有赖于正常的血细胞成分、血浆成分及完整的(未受损伤)内膜。激活的血小板聚集可以阻塞血流,同时释放出血管收缩物质如血栓素 A_2、5-羟色胺(5-HT),这些物质可进一步促使血小板聚集。研究发现 RS 患者血浆纤维蛋白原增加、球蛋白增高、血黏度增高、血流变慢、血小板聚集性增高、强直的红细胞和激活的白细胞以及纤维蛋白降解降低。RD 的血管壁因素不清,但已知损伤的内膜产生血管收缩物质和血管扩张物质均受到影响,RD 患者血浆中前列环素(PG12)增加、血管收缩物质增高、一氧化氮减少以及 VWF 增高。以上血液及内膜的异常改变是疾病的结果,亦是进一步引起疾病的原因。

(三)炎症及免疫反应

严重的 RS 患者常伴有免疫性疾病或炎症性疾病。如结缔组织病、硬皮病、系统性红斑狼疮、结节性多动脉炎、皮肌炎、肌炎、类风湿关节炎、混合型结缔组织病、药物性血管炎、血栓栓塞性脉管炎或闭塞性动脉硬化症。因此,推测 RS 可能存在免疫或炎症基础。

二、病理及病理生理

疾病早期指趾动脉壁中无病理改变。随着病程进展,动脉壁营养紊乱,动脉内膜增生,中层纤维化,小动脉管腔变小,血流减少;少数患者由于血栓形成及机化,管腔闭塞,局部组织营养障碍。严重者可发生指趾端溃疡,偶有坏死。

根据指动脉病变状况可分为梗阻型和痉挛型。梗阻型有明显的掌指动脉梗阻,多由免疫性疾病和动脉粥样硬化伴随的慢性动脉炎所致。由于存在严重的动脉梗阻,因此对寒冷的正常血管收缩反应就足以引起症状发作。痉挛型无明显指动脉梗阻,低温刺激才引起发作。

三、临床表现

临床特征为间歇性肢端血管痉挛伴疼痛及感觉障碍,寒冷或情绪激动是主要诱因,每次发作可分为三个阶段。

(一)局部缺血期(苍白期)

一般表现为指趾、鼻尖或外耳突然变白、僵冷、肢端温度降低、出冷汗、皮肤变白常伴有麻木和疼痛感,为小动脉和毛细血管收缩所致。每次发作持续时间为数分钟至数小时不等。

(二)缺氧期

即缺血期。此时皮温仍低、疼痛、皮色呈青紫或蜡状,持续数小时或数天,然后消退或转入充血期。

(三)充血期

动脉充血,皮温上升,皮色潮红,继之恢复正常。有些患者可以无苍白期或苍白期直接转入充血期,也可在苍白青紫后即恢复正常。少数病例多次发作后,指动脉闭塞,双侧指尖出现缺血、水泡、溃疡形成,甚至指尖坏疽。

四、实验室检查

(一)激发试验

(1)冷水试验:将指趾浸于 4 ℃左右的冷水中 1 分钟,可诱发上述典型发作。

(2)握拳试验:两手握拳1.5 分钟后,松开手指,也可出现上述变化。

(3)将手浸泡在 10～13 ℃水中,全身暴露于寒冷的环境中更易激发发作。

(二)指动脉压力测定

用光电容积描记法测定指动脉压力,如指动脉压力低于肱动脉压力且＞5.33 kPa(40 mmHg),则为梗阻。

(三)指温与指动脉压关系测定

正常时,随着温度降低只有轻度指动脉压下降;痉挛型,当温度减低到触发温度时指动脉压突然下降;梗阻型,指动脉压也随着温度下降而逐渐降低,在常温时指动脉压也明显低于正常。

(四)指温恢复时间测定

用光电容积描记法测定,浸冰水 20 秒后,指温恢复正常的平均时间为 5～10 分钟,而本症患者常延长至 20 分钟以上。

(五)指动脉造影和低温(浸冰水后)

指动脉造影除能明确诊断外,还能鉴别肢端动脉是否存在器质性改变。

五、诊断及鉴别诊断

主要根据临床表现间歇性指趾局部麻痛、皮温降低、皮肤苍白及感觉障碍;寒冷或情绪激动诱发以确诊。冷水试验阳性可以确诊。但应与雷诺综合征区别。

六、治疗

(一)一般治疗

避免或减少肢体暴露于寒冷中,保持肢端温暖,冬天戴手套,避免指趾外伤和溃疡。

(二)药物治疗

常用药物有:盐酸妥拉苏林 25 mg,每天 3 次;双氢麦角碱 1 mg,每天 1～

3次;利血平 0.25 mg,每天 2~4 次口服;氯丙嗪 25~50 mg,每天 3~4 次。上述药物效果均尚不肯定。

(三)手术治疗

交感神经切除和掌指动脉周围微交感神经切除均可选用。

第七节　进行性脂肪营养不良

进行性脂肪营养不良是一种罕见的脂肪组织代谢障碍性疾病。主要临床表现为进行性皮下脂肪组织消失或消瘦,起病于脸部,继之影响颈、肩、臂及躯干。常对称分布,进展缓慢。多数于 5~10 岁前后起病,女性较为常见。

一、病因

病因尚不明,且无家族因素。大多数认为自主神经之节后交感神经障碍,或可能与自主神经中枢下丘脑的病变有关。因下丘脑对促性腺激素、促甲状腺激素及其他内分泌腺均有调节作用,并与节后交感神经纤维及皮下脂肪细胞在解剖联系上极为密切。起病前可有急性发热病史,内分泌缺陷,如甲状腺功能亢进症、垂体功能不足、间脑炎。损伤、精神因素、月经初期及妊娠一般为诱因。

二、临床表现

起病及进展均缓慢,常开始于儿童期。首先发现面部脂肪组织消失或消瘦,面部表现为两侧颊部及颞颥部凹入,眼眶深陷,皮肤松弛,失去正常弹性,以后发展到颈、肩、臂、胸或腹部,常呈对称性。有些病例脂肪组织的进行性消失仅局限于面部、半侧面部或半侧躯体。有时可合并局限的脂肪组织增生、肥大。尤其臀部、髋部仍有丰富的脂肪沉着,表现特殊肥胖。但手、足部常不受影响。

可并发其他病变,如自主神经系统功能的异常,表现为血管性头痛、神经过敏、出汗异常、皮温异常、心动过速、腹痛、呕吐、精神及性格改变等。本病也可并发有其他障碍,如糖尿病、高脂血症、肝脾大、肾脏病变等。个别病例合并内分泌功能障碍,如生殖器发育不全、甲状腺功能异常、女性月经异常及多尿症。基础代谢除少数病例外都正常。多数病例在 1~2 年内病情进展较快,经 2~6 年后进展自行停止,保持原状不变,少数达 10 年,而后静止。肌肉、骨质、毛发、乳腺及汗腺均正常。无肌力障碍,多数体力不受影响。活组织检查显示皮下脂肪组织消失。也有部分患者血脂低于正常。

三、诊断

依据脂肪组织消失而肌肉、纤维、皮、骨质正常,即可诊断。

四、鉴别诊断

(一)面偏侧萎缩症

面偏侧萎缩症一般表现为一侧面部进行性萎缩,皮肤、皮下组织及骨质全部受累。

(二)局限型肌营养不良(面-肩-肱型)

面肌消瘦伴肌力软弱,而皮下脂肪仍有保留。

五、治疗

目前尚无特殊治疗。若用纯胰岛素针剂直接注入萎缩区,有些患者常逐渐引起局部脂肪组织增长,恢复正常形态。另外,甲状腺、卵巢及垂体激素、紫外线、甲状腺切除术等均曾尝试治疗,已发现无太大价值。有些患者在适当注意休息和营养,并做按摩和体疗后可重新获得失去的脂肪。一般强壮剂、各种维生素均可试用。若病变比较局限或由于职业的需要,可以进行局部脂肪埋植或注射填充剂等整形手术。

第三章　外周神经疾病

第一节　坐骨神经痛

坐骨神经痛是一种主要表现为沿坐骨神经走行及其分布区,即臀部、大小腿后外侧和足外侧部的阵发性或持续性的疼痛。一般多为单侧。男性多见,尤以成年人为多。坐骨神经痛为外周神经系统常见疾病之一,可由很多原因引起。一般可分为原发性坐骨神经痛和继发性坐骨神经痛2种。原发性坐骨神经痛即坐骨神经炎,临床较少见。继发性坐骨神经痛多见,可由脊椎病变、椎管内病变、盆腔内病变、骨和关节疾病、糖尿病及臀部药物注射的位置不当等引起。本病常可影响或严重影响工作和学习。

一、病因及病理

寒邪入侵腰腿局部是本病的主要病因。寒为阴邪,其性凝滞,气血为寒邪所阻,不通则痛,故腰腿局部疼痛是本病的主要症状。寒主收引,因此经脉拘急,肢体屈伸不利。

寒邪易伤人之阳气。阳虚则可导致气血凝滞。淤血阻滞脉络,不通则痛,故临床表现为痛痹。

腰为肾之府,膝为筋之府,肝主筋。若素体肝肾亏虚,或久病肝肾失养,轻则易引起腰腿部疼痛,重则导致局部肌肉萎缩。

亦有感受湿热之邪,侵入筋膜,或风寒湿痹久郁化热,灼伤筋肉,导致热痹或湿热痹。

二、诊断

(一)症状

1.疼痛

主要为沿臀部、大腿后面向腘窝部、小腿外侧直至踝部、足底部的放射痛。多呈持续性、阵发性加剧。活动时加重，休息时减轻。为了减轻疼痛，患者常采取特殊体位，站立时身体略向健侧倾斜，用健侧下肢持重，病侧下肢在髋、膝关节处微屈，造成脊椎侧凸，凸向健侧。坐位时将全身重量依靠于健侧坐骨粗隆，患肢屈曲。卧位时向健侧卧，并将患肢屈曲。行走时患肢髋关节处轻度外展外旋，膝关节处稍屈曲，足尖足掌着地而足跟不敢着地。变动体位时，往往不能及时自如地活动。

2.麻木

患肢足背外侧和小腿外侧可能有轻微感觉减退。

3.肢体无力

主要表现在大腿的伸髋、小腿的屈曲，以及足的外翻动作。

(二)体征

1.压迫痛

可能在以下 5 个区域内找到敏感的压痛点：①脊椎旁点——第 4、5 腰椎棘突旁 3 cm 处。②臀中点——坐骨结节与股骨大粗隆之间。③腘窝点——腘窝横线上 2～3 cm 处。④腓肠肌点——位于小腿后面中央。⑤踝点——外踝后方。

2.牵引痛

牵拉坐骨神经可产生疼痛。通常用直腿抬高试验，即在整个下肢伸直状态下向上抬高患肢，若患者抬高不过 70°角，则为阳性。

3.反射

跟腱反射减低或消失，膝腱反射正常。

(三)病因诊断

根据坐骨神经痛的特有症状及体征，诊断并不困难。但病因诊断则不易。以下为几种较常见的疾病。

1.腰骶神经根炎

其疼痛常波及股神经，或双下肢。可由腰部外伤、病灶感染、结核病、风湿病及病毒感染引起。

2.腰椎间盘突出

一般起病突然。常有明显外伤史。疼痛剧烈,卧床后可减轻。相应的椎间隙和椎旁可有压痛、腰椎曲度改变、腰肌痉挛、Lasegue征强阳性。X线检查可显示椎间隙变窄。

3.硬膜外恶性肿瘤

疼痛剧烈。往往可找到基础病。X线检查可能发现骨质破坏。

4.马尾蜘蛛膜炎

疼痛较轻,进展缓慢。可依靠脊髓碘油造影确诊。

5.马尾良性肿瘤

疼痛剧烈,范围广泛。夜间疼痛加剧。脑脊液有改变。部分患者可出现视盘水肿等颅内压增高的表现。

6.盆腔炎

疼痛较轻;有妇科体征;化验血液白细胞计数增多,血沉加速。

7.妊娠坐骨神经痛

妊娠时往往可因盆腔充血或胎儿压迫引起坐骨神经痛。疼痛较轻,体征可能阙如,休息后减轻,分娩后疼痛消失。

8.潮湿或受凉引起坐骨神经痛

潮湿或受凉引起的坐骨神经痛体征局限,一般无牵引痛。

9.臀部注射引起坐骨神经痛

疼痛出现在注射后不久,症状可轻可重。检查注射部位可发现错误。

(四)不典型的原发性坐骨神经痛和所有继发性坐骨神经痛

对不典型的原发性坐骨神经痛和所有继发性坐骨神经痛,均应做X线检查,包括腰骶椎、骨盆、骶髂关节、髋关节。需要时,也应详细检查腹腔和盆腔,必要时也可作腰椎穿刺和奎肯施泰特试验。若怀疑蛛网膜下腔梗阻,可做椎管碘油造影。

三、鉴别诊断

类风湿关节炎、结核、肿瘤、脊柱畸形等引起的症状性坐骨神经痛可根据病史、血沉、X线检查或腰穿查脑脊液等与坐骨神经痛做鉴别。

髋关节或骶髂关节疾病,此两者跟腱反射正常,无感觉改变,髋关节或骶髂关节活动时疼痛明显,Patrick征阳性。根据病史及检查即可与坐骨神经痛做鉴别。必要时,可予X线检查以明确诊断。

四、并发症

本病病程久者,可并发脊柱侧弯、跛行及患肢肌肉萎缩。

五、治疗

(一)病因治疗

(1)腰椎间盘突出是坐骨神经痛最常见的病因。一般可先进行牵引或推拿治疗,若无效或大块椎间盘突出,产生脊髓或神经根较严重压迫者,则应及时行椎间盘摘除术。

(2)马尾圆锥肿瘤、腹后部或盆腔肿瘤等,应及时手术摘除。

(3)妊娠合并坐骨神经痛,休息后疼痛减轻,不必采取特殊治疗。

(4)邻近组织炎症所致者,可根据不同情况采用抗感染或抗结核治疗。

(二)对症治疗

(1)急性发作期应卧床休息,绝对睡硬板床。

(2)止痛药:可选用索米痛片、阿司匹林、保泰松、抗炎松、吲哚美辛等。

(3)维生素 B_1:100 mg,每天 1～2 次,肌内注射;维生素 B_{12} 100～250 mg,每天 1 次,肌内注射。

(4)封闭疗法:1%～2%普鲁卡因,或利多卡因行坐骨神经封闭,可获一定疗效。若在上述溶液中加入醋酸可的松 25 mg,可增强疗效。

(5)肾上腺皮质激素:可以减轻炎症反应,在炎症急性期、创伤、蛛网膜粘连等情况下可以使用。一般用泼尼松 5～10 mg,每天3 次;或醋酸可的松 25 mg,肌内注射,每天 1 次。

(6)理疗:短波透热疗法、离子透入法等,有助于止痛。

(三)其他治疗

针灸、电针、针刀、射频消融、推拿,已被证实有较好的疗效。

第二节　POEMS 综合征

POEMS 综合征又称 Crow-ukase 综合征。本病为多系统受累的疾病,临床上以多发性神经炎、脏器肿大、内分泌病、M 蛋白、皮肤损害为主要表现。这五大临床表现的每一个外文字头，组合成缩写词，命名为 POEMS 综合征。因 Crow 于 1956 年首先报道骨髓瘤伴发该综合征的临床表现，Fukase 于 1968 年将其作为一个综合征提出来，故又称为 Crow-Fukase 综合征。

一、病因及病理

不完全清楚，目前多认为与浆细胞瘤、自身免疫有关。浆细胞瘤分泌毒性蛋白，对外周神经及垂体和垂体-下丘脑结构产生免疫损害，从而导致外周神经损害、内分泌和皮肤的改变。自身免疫异常，导致浆细胞产生异常免疫球蛋白，从而损害多系统，形成 POEMS 综合征。

二、临床表现

青壮年男性多见，男女比例为 2:1，起病或急或缓，从发病到典型临床表现出现的时间不一，数月至数年不等。首发临床表现不一，有时不典型，病程的不同时期表现复杂多变，病情进行性加重，主要临床表现可归纳如下。

（一）慢性进行性多发性神经病

慢性进行性多发性神经病见于所有患者。大多为首发症状，表现为从远端开始的肢体对称性逐渐加重的感觉、运动障碍，感觉障碍表现为向心性发展的"手套-袜套"状感觉减退，肌无力下肢较上肢为重，很快出现肌萎缩，腱反射减弱，后期消失，脑神经主要表现为视盘水肿，其支配的肌肉很少瘫痪。自主神经功能障碍主要表现为多汗，个别人在疾病的后期可出现括约肌功能障碍。

（二）脏器肿大

主要表现为肝脾大，一般为轻中度肿大，质地中等硬度，胰腺肿大亦十分常见，个别人可出现心脏扩大，一部分患者可出现全身淋巴结肿大。在病后期小部分患者可出现肝硬化、门脉高压，一般不出现脾功能亢进。

（三）皮肤改变

大部分病例在病后 30 天左右即可出现明显的皮肤发黑，暴露部位明显，乳晕呈黑色，皮肤增厚、粗糙、多毛。也可出现红斑、皮疹、硬皮病样改变。皮肤改变有时可作为首发症状就诊。

（四）内分泌紊乱

明显的改变为雄性激素降低，而雌激素减低不明显，有的患者轻微升高，血泌乳素升高，从而出现男性乳房发育，阳痿，男性女性化，女性乳房增大、溢乳、闭经。胰岛素分泌不足，可导致血糖升高，其中合并糖尿病的人数占总人数的

28％。甲状腺功能低下,T_3、T_4 降低,约占全部患者的 24％。

(五)血中 M 蛋白阳性

多为 IgG,其次为 IgA,国外报道可见于 50％ 以上的患者,国内报道不足 50％。

(六)水肿

疾病的早期即可出现水肿,中期明显加重,最初眼睑及双下肢出现水肿,腹水、胸腔积液、心包积液几乎见于全部中期患者,积液量中等,有时是患者首次就诊的原因。有的患者出现腹水的同时可出现腹痛。

(七)其他

本病可引起广泛的血管病变,包括大、中、小动脉血管及微血管、静脉等,主要表现为闭塞性血管病,多发生在脑血管、腹腔的静脉,心血管偶可受累,表现为脑梗死、腹腔的静脉血栓形成及心绞痛等。疾病的中后期可出现低热、盗汗、体重下降、消瘦、杵状指等。

三、辅助检查

(一)血常规检查

血常规检查结果显示贫血,血沉增快。

(二)尿液检查

尿液检查可有本周氏蛋白。

(三)血清学检查

血清蛋白电泳可呈现 M 蛋白,但增高不明显。

(四)脑脊液检查

脑脊液压力增高,蛋白轻、中度升高,细胞数正常,个别人可有轻微增加。

(五)内分泌检查

血 T_3、T_4 降低,血雄性激素降低,血泌乳素升高,胰岛素降低等。

(六)骨体检查

可见浆细胞增生,或可出现骨髓瘤表现。

(七)肌电图检查

显示神经原性损害、外周神经传导速度减慢,神经活检为轴索变性及节段性脱髓鞘,间质可见淋巴细胞和浆细胞浸润。

(八)X 线检查

可见骨硬化、溶骨病灶,骨硬化常见,主要累及盆骨、肋骨、股骨、颅骨等。

四、诊断

本病表现复杂,诊断主要依靠症状,Nakaniski 提出 7 个方面的诊断标准。包括:①慢性进行性多发性神经病。②皮肤改变。③全身水肿。④内分泌紊乱。⑤脏器肿大。⑥M 蛋白。⑦视盘水肿、脑脊液蛋白升高。

其他可有低热、多汗。因为:①慢性多发性神经病见于所有患者;②M 蛋白是该病的主要原因。所以这两项为必备条件,具备这两项后,若再加上其他一项临床表现即可确诊。

五、鉴别诊断

(一)吉兰-巴雷综合征

该病以肢体对称性的运动障碍,从下肢开始,脑脊液有蛋白-细胞分离现象,但不具内脏肿大、M 蛋白、皮肤改变等多系统的改变。

(二)肝硬化

肝硬化主要表现为肝脾大、腹水、食管静脉曲张等门脉高压表现,可有脾功能亢进,虽可并发外周神经损害,但无 M 蛋白、骨髓瘤或髓外浆细胞瘤、皮肤等多系统表现。

(三)结缔组织病

结缔组织病表现为多脏器多系统损害,可有低热、血沉快、皮肤改变、肌炎等,但同时出现外周神经病变及脏器肿大、水肿者不常见,也不出现 M 蛋白。

六、治疗

本病无特效治疗方法,治疗的远期效果很不理想,病情反复加重。常用的治疗手段如下。

(一)免疫抑制剂

(1)泼尼松 30～80 mg,每天或隔天 1 次口服,病情缓解后减量,改为维持量维持。

(2)环磷酰胺 100～200 mg,每天 1 次。

(3)硫唑嘌呤 100～200 mg,每天 1 次。

泼尼松效果差时,联合环磷酰胺或硫唑嘌呤,若联合使用效果仍差,可加服或改服他莫昔芬,1 次 10～20 mg,1 天 3 次,可提高疗效。

(二)神经营养药物

针对末梢神经炎可使用 B 族维生素口服,维生素 B_1 30 mg,每天 3 次,维生素 B_{12} 500 μg,每天 3 次,也可使用神经生长因子,适量肌内注射。

(三)对症治疗

血糖升高的,可使用胰岛素,根据血糖水平及反应效果适量皮下注射。甲状腺功能低下者,口服甲状腺素片,根据 T_3、T_4 水平调整用量。水肿者,适量使用利尿剂,胸腔积液及腹水多时,穿刺抽水,改善症状。对重危患者,可应用血浆置换法,除去 M 蛋白。

(四)化学治疗

对有浆细胞瘤或骨髓瘤的患者,进行有效的化学治疗,可迅速缓解症状。

七、预后

本病经免疫抑制剂治疗,多数患者症状可暂时缓解,但停药即复发,即使维持用药,病情亦反复加重。有报道 5 年生存率 60%,个别患者可存活 10 年以上,对药物反应好的生存期长,说明生存期与药物的反应有关。

第三节　多发性外周神经病

一、概述

多发性外周神经病旧称末梢性神经炎,是肢体远端的多发性神经损害,主要表现为四肢末端对称性的感觉、运动和自主神经障碍。

二、病因

引起外周神经病的病因很多。

(一)感染性

病毒、细菌、螺旋体感染等。

(二)营养缺乏和代谢障碍

各种营养缺乏,如慢性酒精中毒、B族维生素缺乏、营养不良等;各种代谢障碍,如糖尿病、肝病、尿毒症、淀粉样变性、血卟啉病等。

(三)毒物

如工业毒物、重金属中毒、药物等。

(四)感染后或变态反应

血清注射或疫苗接种后。

(五)结缔组织疾病

如系统性红斑狼疮、结节性多动脉炎、巨细胞性动脉炎、硬皮病、类风湿关节炎等。

(六)癌性

如淋巴瘤、肺癌、多发性骨髓瘤等。

三、病理

外周神经炎的主要病理过程是轴突变性和节段性髓鞘脱失。轴突变性可原发于轴突或细胞体的损害,并可引起继发的髓鞘崩解;恢复缓慢,常需数月至1年或更久。节段性髓鞘脱失可见于急性感染性多发性神经炎、白喉、铅中毒等,其原发损害神经膜细胞使髓鞘呈节段性破坏。恢复迅速,使原先裸露的轴突恢复功能。

四、诊断步骤

(一)病史采集要点

1.起病情况

根据病因的不同,病程可有急性、亚急性、慢性、复发性等,可发生于任何年龄。多数患者呈数周至数月的进展病程,进展时由肢体远端向近端发展,缓解时由近端向远端发展。

2.主要临床表现

大致相同,出现肢体远端对称性的感觉、运动和自主神经功能障碍。

3.既往病史

注意询问是否有可能致病的病因,如感染、营养缺乏、代谢性疾病、化学物质接触史、肿瘤病史、家族史等。

（二）体格检查要点

一般情况尚可，可能有原发病的体征，如发热、多汗、消瘦等。高级神经活动无异常。

1.感觉障碍

四肢远端对称性深浅感觉障碍。肢体远端有感觉异常，如刺痛、蚁走感、灼热感、触痛等。检查可发现四肢末梢有手套-袜套型的深浅感觉障碍，病变区皮肤可有触痛。

2.运动障碍

四肢远端对称性下运动神经元性瘫痪。肢体远端对称性无力，其程度可从轻瘫至全瘫，可有垂腕、垂足的表现。受累肢体肌张力减低，病程久者可出现肌萎缩。上肢以骨间肌、蚓状肌、大小鱼际肌明显，下肢以胫前肌、腓骨肌明显。

3.反射异常

上下肢的腱反射常见减低或消失。

4.自主神经功能障碍

自主神经功能障碍呈对称性异常，肢体末梢的皮肤菲薄、干燥、变冷、苍白或发绀，少汗或多汗，指（趾）甲粗糙、松脆等。

（三）门诊资料分析

从症状和体征即末梢型感觉障碍、下运动神经源性瘫痪和自主神经功能障碍等临床特点，可诊断为多发性外周神经病。

根据详细的病史询问，了解相关的病因、病程、特殊症状等，以利于综合判断。

1.药物性

呋喃类（如呋喃妥因）和异烟肼最常见，均为感觉-运动型。呋喃类可引起感觉、运动和自主神经联合受损，疼痛明显。大剂量或长期服用异烟肼干扰了维生素 B_6 代谢而致病。常见双下肢远端感觉异常或减退，浅感觉可达胸部，深感觉以震动觉改变最常见，合用维生素 B_6（剂量为异烟肼的 1/10）可以预防。

2.中毒性

若群体发病应考虑重金属或化学品中毒，需检测血、尿、头发、指甲等的重金属含量。

3.糖尿病性

表现为感觉、运动、自主神经或混合型，以混合型最常见。通常感觉障碍较重。早期出现主观感觉异常,损害主要累及小感觉神经纤维,以疼痛为主,夜间尤甚;累及大感觉纤维可引起感觉性共济失调,可发生无痛性溃疡和神经源性骨关节病。某些病例以自主神经损害为主,部分患者出现近端肌肉非对称性肌萎缩。

4.尿毒症性

该类型约占透析患者的半数。典型症状与远端性轴索病相同,大多数为感觉-运动型。初期多表现感觉障碍,下肢较上肢出现早且严重,夜间发生感觉异常及疼痛加重,透析后可好转。

5.营养缺乏性

如贫血、烟酸、维生素 B_1 缺乏等,见于慢性酒精中毒、慢性胃肠道疾病、妊娠和手术后等。

6.肿瘤

可以是感觉型或感觉-运动型。前者以四肢末端开始、上升性、自觉强烈不适及疼痛,伴深浅感觉减退或消失,运动障碍较轻;后者呈亚急性经过,恶化和缓解反复出现,可在癌原发症状前期或后期发病,约半数脑脊液蛋白增高。

7.感染后

如 Guillain-Barre 综合征、疫苗接种后多发性神经病可能为变态反应。白喉性多发性神经病是白喉外毒素作用于血神经屏障较差的后根神经节和脊神经根,见于病后 8～12 周,为感觉-运动性,数天或数周可恢复。麻风性多发性神经病潜伏期长,起病缓慢,外周神经增粗并可触及,可发生大疱、溃烂和指骨坏死等营养障碍。

8.POEMS 综合征

POEMS 综合征是一种累及外周神经的多系统病变。多中年以后起病,男性较多见,起病隐袭、进展慢。依照症状、体征可有如下表现,也是病名组成。

(1)多发性神经病:呈慢性进行性感觉-运动性多神经病,脑脊液蛋白质含量增高。

(2)脏器肿大:肝脾大,周围淋巴结肿大。

(3)内分泌病:男性出现阳痿、女性化乳房,女性出现闭经、痛性乳房增大和溢乳,可合并糖尿病。

(4)M 蛋白:血清蛋白电泳出现 M 蛋白,尿检可有本周蛋白。

(5)皮肤损害:因色素沉着变黑,并有皮肤增厚与多毛。

(6)水肿:视盘水肿、胸腔积液、腹水、下肢指凹性水肿。

（7）骨骼改变：可在脊柱、骨盆、肋骨和肢体近端发现骨硬化性改变，为本病的影像学特征，也可有溶骨性病变，骨髓检查可见浆细胞增多或骨髓瘤。

9.遗传性疾病

遗传性疾病如遗传性运动感觉性神经病（HMSN）、遗传性共济失调性多发性神经病（Refsum病）、遗传性淀粉样变性神经病等，起病隐袭，进展缓慢，外周神经对称性、进行性变性导致四肢无力，下肢重于上肢。远端重于近端，常出现运动和感觉障碍。

10.其他

某些疾病如动脉粥样硬化、肢端动脉痉挛症、系统性红斑狼疮、结节性多动脉炎、硬皮病及风湿病等，可致神经营养血管闭塞，为感觉-运动性表现，有时早期可有主观感觉异常。代谢性疾病如血卟啉病、巨球蛋白血症也影响外周神经，多为感觉-运动性。血卟啉病以运动损害为主，双侧对称性近端为重的四肢瘫痪。$1/3 \sim 1/2$伴有末梢型感觉障碍。

(四)进一步检查项目

1.神经传导速度和肌电图

如果仅有轻度轴突变性，传导速度尚可正常；当有严重轴突变性及继发性髓鞘脱失时传导速度变慢，肌电图呈去神经性改变；节段性髓鞘脱失而轴突变性不显著时，传导速度变慢，肌电图检查正常。

2.血生化检查

根据病情，可检测血糖水平、维生素 B_{12} 水平、尿素氮、肌酐、甲状腺功能、肝功能等。

3.免疫学检查

对疑有免疫疾病者，可做免疫球蛋白、类风湿因子、抗核抗体、抗磷脂抗体等检测。

4.可疑中毒者

对可疑中毒者，可根据病史做相关毒物或重金属、药物的血液浓度检测。

5.脑脊液检查

大多数无异常发现，少数患者可见脑脊液蛋白增高。

6.神经活检

对不能明确诊断或疑为遗传性的患者，可行腓神经活检。

五、诊断对策

(一)诊断要点

根据患者临床表现的特点,即以四肢远端为主的对称性下运动神经源性瘫痪、末梢型感觉障碍和自主神经功能障碍,可予以临床诊断。注意临床工作时要认真询问病史,掌握不同病因所致的多发性外周神经病的特殊临床表现,有助于病因的诊断。肌电生理检查和神经肌肉活检对诊断很有帮助;神经传导速度测定,有助于亚临床型的早期诊断,并可区别轴索变性和节段性脱髓鞘改变。

(二)鉴别诊断要点

1.亚急性联合变性

早期表现类似于多发性外周神经病,随着病情进展逐渐出现双下肢软弱无力、步态不稳,双手动作笨拙;肌张力增高、腱反射亢进、锥体束征阳性和感觉性共济失调是其与多发性外周神经病的主要鉴别点。

2.周期性瘫痪

周期性瘫痪为周期性发作的短时期的肢体近端弛缓性瘫痪,无感觉障碍,发作时血清钾低于3.5 mmol/L,心电图检查呈低钾改变,补钾后症状改善,不难鉴别。

3.脊髓灰质炎

肌力降低常为不对称性,多数仅累及一侧下肢的一至数个肌群,呈节段性分布,无感觉障碍,肌萎缩出现早;肌电图检查可明确损害部位。

六、治疗对策

(一)治疗原则

去除病因,积极治疗基础病,改善外周神经的营养代谢,对症处理。

(二)治疗计划

1.去除病因

根据不同的病因采取针对性强的措施,以消除或阻止其病理性损害。重金属和化学品中毒应立即脱离中毒环境,避免继续暴露有关毒物;急性中毒可大量补液,促使利尿、排汗和通便等,加速排出毒物。重金属如铅、汞、锑、砷中毒,可用二硫丙醇(BAL)、依地酸钙钠等结合剂;如砷中毒可用二硫丙醇3 mg/kg肌内注射,每4~6小时1次,2~3天后改为每天2次,连用10天;铅中毒用二巯丁二酸钠1 g/d,加入5%葡萄糖液500 mL静脉滴注,5~7天为1个疗程,可重复2~

3 个疗程；或用依地酸钙钠 1 g,稀释后静脉滴注,3～4 天为 1 个疗程,停用 2～4 天后重复应用,一般用 3～4 个疗程。

对各种疾病所致的多发性外周神经病,要积极治疗基础病。如糖尿病控制好血糖；尿毒症行血液透析或肾移植；黏液水肿用甲状腺素；结缔组织疾病、SLE、硬皮病、类风湿关节病、血清注射或疫苗接种后、感染后神经病,可应用类固醇皮质激素治疗；麻风病用砜类药；肿瘤行手术切除,也可使多发性神经病缓解。

2.改善神经的营养代谢

营养缺乏和代谢障碍可能是病因,或在其发病机制中起重要作用,在治疗中必须予以重视并纠正。应用大剂量 B 族维生素有利于神经损伤的修复和再生,地巴唑、加兰他敏也有促进神经功能恢复的作用,还可使用神经生长因子、神经节苷脂等。

3.对症处理

急性期应卧床休息,疼痛可用止痛剂、卡马西平、苯妥英钠等；恢复期可用针灸、理疗和康复治疗,以促进肢体功能恢复；重症患者护理时要定期翻身,保持肢体功能位,防止挛缩和畸形。

第四节　多灶性运动神经病

多灶性运动神经病(multifocal motor neuropathy,MMN)为仅累及运动神经的脱髓鞘性神经病,是一种免疫介导的、以肢体远端为主的、非对称性的、慢性进展的、以运动障碍为主要表现的慢性多发性单神经病,电生理特点为持续性、节段性、非对称性运动神经传导阻滞,免疫球蛋白及环磷酰胺治疗有效。

一、病因及病理

一般认为本病为自身免疫性疾病,20％～84％的患者血中有抗神经节苷脂抗体(GM_1),并且抗体的滴度与临床表现平行。病情进展与复发时升高,使用免疫抑制剂后,随该抗体的下降病情即好转。神经节苷脂抗体,选择性地破坏运动神经的体磷脂,导致运动神经的脱髓鞘改变,继之以施万细胞的再生,使病变部的外周神经呈"洋葱球"样改变,无炎症细胞浸润及水肿,严重的伴轴突变性。病变呈灶性分布,可发生于脊神经根,多条外周神经干,同一神经干上多个部位,有的有脊髓前角神经元的脱失和尼氏小体的溶解,甚至有皮质脊髓束的损坏。

二、临床表现

本病多见于 20～50 岁的男性,儿童及老年人亦可见到,男女比例为 4:1。大多数慢性起病,病情缓慢进展,中间可有不同时段的"缓解",在缓解期病情相对稳定,病程可达几年或几十年,少数人也可急性或亚急性起病,病情进展较快,但很快又进入慢性病程。临床表现以运动障碍为主,主要临床特点如下。

(一)运动障碍

呈进行性缓慢加重的肌肉无力,并且无力的肌肉大多数伴有肌束颤动和肌肉痉挛,晚期可出现肌萎缩。肌无力多从上肢远端开始,逐渐累及下肢,肌无力分布与外周神经干或其分支的支配范围一致,正中神经、桡神经、尺神经支配的肌肉最易受累;脑神经支配的肌肉及呼吸肌一般不受累。

(二)腱反射

受累的肌肉腱反射减弱,一部分正常,个别甚至亢进,无锥体束征。

(三)感觉障碍不明显

受损的神经干分布区可出现一过性疼痛或感觉异常,客观检查无感觉减退。

三、辅助检查

(一)血清学检查

血清肌酸磷酸激酶轻度增高,20%～84% 的患者抗 GM_1 抗体阳性。

(二)脑脊液检查

一般正常,极少数患者蛋白有轻微的一过性升高。

(三)神经电生理检查

运动神经传导速度测定表现:节段性、非对称性、持续性的传导阻滞,复合肌肉动作电位,近端较远端波幅及面积下降 50% 以上,时限增加<30%,感觉神经传导速度正常。

(四)神经活检

病变段神经脱髓鞘复髓鞘、"洋葱球"样形成,神经膜细胞增殖,无炎症细胞浸润。

(五)MRI检查

MRI检查可发现传导阻滞段的外周神经呈灶性肿大。

四、诊断

主要根据临床特点(典型的肌无力特征、感觉大致正常)及典型的神经电生理特征(节段性、非对称性、持续性的传导阻滞等)做出诊断,抗 GM_1 抗体滴度升高,神经活检的特征性改变有助于确定诊断。

五、鉴别诊断

(一)慢性吉兰-巴雷综合征(CIDP)

本病有客观的持久的感觉障碍,肌无力的同时不伴有肌束震颤及肌肉痉挛,腱反射减弱或消失,脑脊液蛋白明显升高,可持续 12 周,免疫激素治疗效果良好。血中无抗 GM_1 抗体。

(二)运动神经元病

该病影响脊髓前角运动细胞和锥体束。临床表现为肌无力及肌萎缩,可累及脑神经,无感觉障碍,腱反射亢进,锥体束征阳性。而 MMN 无锥体束征,病灶与外周神经支配区一致,血中可出现抗 GM_1 抗体,运动神经传导阻滞特点可供鉴别。

六、治疗

(一)静脉注射免疫球蛋白

用量 0.4 g/(kg·d)(具体用法见 GBS 的治疗),连用 5 天为 1 个疗程,用药数小时至 7 天即开始见效,90% 的患者肌力在用药 2 周内明显提高,运动神经传导速度明显好转,疗效可维持 3～6 周,症状即复发。因此,需要根据病情复发的规律,定期维持治疗。免疫球蛋白不能使抗 GM_1 抗体滴度降低。

(二)环磷酰胺

可先给大剂量治疗,而后以 1～3 mg/(kg·d)的剂量维持治疗,85% 的患者症状改善,血清抗 GM_1 抗体滴度下降。

以上两种方法同时使用,可减少静脉免疫球蛋白的用量,减少复发,但明显萎缩的肌肉对治疗反应差。因部分患者经上述治疗后,原有症状好转的同时仍有新病灶的产生。所以,目前认为上述治疗只是改善症状,不能阻止新病灶的产生,病情仍处于缓慢进展状态。

（三）糖皮质激素及血浆置换

糖皮质激素及血浆置换基本无效，糖皮质激素甚至可加重病情。

七、预后

本病为缓慢进行性病程，病程可达几十年，94％的患者始终能够保持工作能力。

第五节　急性吉兰-巴雷综合征

吉兰-巴雷综合征（Guillain-Barré syndrome，GBS）是一种由多种因素诱发，通过免疫介导而引起的自身免疫性脱髓鞘性外周神经病，原称格林-巴利综合征。1916 年，Guillain、Barré、Strohl 报道了 2 例急性瘫痪的士兵，表现运动障碍、腱反射消失、肌肉压痛、感觉异常，无客观感觉障碍，并首次提出该病会出现脑脊液蛋白-细胞分离现象，经病理检查发现与 1859 年 Landry 报道的"急性上升性瘫痪"的病理改变非常相似。因此，被称为吉兰-巴雷综合征。

急性炎症性脱髓鞘性多发性神经病（acute inflammatory demyelinating polyneuropathy，AIDP）是最早被认识的经典 GBS，也是当今世界多数国家最常见的一种类型，又称急性炎性脱髓鞘性多发性神经根神经炎、急性感染性多发性神经根神经炎、急性感染性多发性神经病、急性特发性多发性神经根神经炎、急性炎性多发性神经根炎、急性吉兰-巴雷综合征。病理特点是外周神经炎症细胞浸润、节段性脱髓鞘。临床主要表现为对称性弛缓性四肢瘫痪，可累及呼吸肌致呼吸肌麻痹而危及生命；脑脊液呈蛋白-细胞分离现象等。

该病在世界各地均有发病，其发病率在多数国家是0.4/10 万～2.0/10 万。1984 年，我国21 省农村 24 万人口调查中，GBS 的年发病率为 0.8/10 万。1993 年，北京郊区两县 98 万人口采用设立监测点进行前瞻性监测，其年发病率为 1.4/10 万。多数学者报道 GBS 发病无季节倾向，但我国河北省石家庄地区多发生于夏、秋季，并有数年 1 次流行趋势，或出现丛集发病。

一、病因与发病机制

有关 GBS 的病因及发病机制目前仍不十分明确，但经研究已取得较大进展。

(一)病因

1.感染因素

流行病学资料提示发病前的前驱非特异性感染,是促发 GBS 的重要因素。如 Hutwitz(1983)报道 1 034 例 GBS,约有 70%的患者在发病前 8 周内有前驱感染因素,其中呼吸道感染占 58%,胃肠道感染占 22%,两者同时感染占 10%。前驱感染的主要病原体:①空肠弯曲菌。Rhodes 首先注意到 GBS 与空肠弯曲菌感染有关。Hughes 提出空肠弯曲菌感染常与急性运动轴索性神经病有关。在我国和日本,42%~76%的 GBS 患者血清中空肠弯曲菌特异性抗体增高。空肠弯曲菌是革兰阴性微需氧弯曲菌,是引起人类腹泻的常见致病菌之一,感染潜伏期为 24~72 小时,腹泻开始为水样便,以后出现脓血便,高峰期为 24~48 小时,约 1 周恢复。GBS 患者常在腹泻停止后发病。②巨细胞病毒(cytomegalovirus,CMV)是欧洲和北美洲地区 GBS 的主要前驱感染病原体。研究证明 CMV 感染与严重感觉型 GBS 有关,发病症状严重,常出现呼吸肌麻痹,脑神经及感觉神经受累多见。③其他病毒。如 E-B 病毒(Epstein-Barr virus,EBV)、肺炎支原体(Mycoplasma pneumonia,MP)、乙型肝炎病毒(HBV)、带状疱疹病毒(varicella zoster virus,VZV)、单纯疱疹病毒(human herpes virus,HHV)、麻疹病毒、流行性感冒病毒、腮腺炎病毒、柯萨奇病毒、甲型肝炎病毒等。新近研究又发现屡有流感嗜血杆菌、幽门螺杆菌等感染与 GBS 发病有关。还有人类免疫缺陷病毒(human immunodeficiency virus,HIV)与 GBS 的关系也越来越受到关注。但是,研究发现人群中经历过相同病原体前驱感染,仅有少数人发生 GBS,又如流行病学调查发现,许多人即使感染了空肠弯曲菌也不患 GBS,提示感染因素不是唯一的病因,可能还与存在遗传易感性个体差异有关。

2.遗传因素

目前认为,GBS 的发生是具有某种易感基因的人群感染后引起的自身免疫性疾病。国外学者报道 GBS 与人类白细胞抗原(HLA)基因分型(如 HLA-DR3、DR2、DQBI、B35)相关联;李春岩等对 31 例 AIDS、33 例急性运动轴索型神经病(AMAN)患者易感性与人白细胞抗原(HLA)-A、B 基因分型关系的研究,发现 HLA-A33 与 AIDP 易患性相关联;HLA-B15、B35 与 AMAN 易患性相关联;郭力等发现 HLA-DR16 和 DQ5 与 GBS 易患性相关,而且不同 GBS 亚型 HLA 等位基因分布不同。还发现在 GBS 患者携带 $TNF2$ 等位基因频率、$TNF1/2$ 和 $TNF2/2$ 的基因频率都显著高于健康对照组,说明携带 $TNF2$ 等位基因的个体较不携带者发生 GBS 的危险性增加，编码 $TAFa$ 基因位于人类 6 号染色体短臂上（6p21 区），HLA-Ⅲ类基因区内，因 $TAFa$ 基因多个位点具有多态性，转录起始位点为上游第 308 位（－308 位点），故提示 $TAFa$ 基因启动子-308G-A 的多态性与 GBS 的遗传易感性相关。所以，患者遗传素质可能决定个体对 GBS 的易感性。

3.其他因素

有报道患者发病前有疫苗接种史、外伤史、手术史等；还有人报道因其他疾病用免疫抑制剂治疗发生 GBS；也有患有其他自身免疫性疾病者合并 GBS 的报道。

（二）发病机制

目前主要针对其自身免疫机制进行了较深入研究。

1.分子模拟学说

如果感染的微生物或寄生虫等生物性因子的某些抗原成分的结构与宿主自身组织的表位相似或相同，便可通过交叉反应启动自身免疫性疾病的发生。这种机制在免疫学称为"分子模拟"。该学说是目前解释 GBS 与感染因子之间关系的主要理论依据。机体感染细菌或病毒后，由于它们与机体神经组织有相同的表位，针对感染原的免疫应答的同时，发生错误的免疫识别，通过抗原抗体交叉反应导致自身神经组织的免疫损伤，则引起 GBS 的发生。如空肠弯曲菌（CJ）的菌体外膜上脂多糖（LPS）结构与人类外周神经神经节苷脂的结构相似，当易患宿主感染空肠弯曲菌后，产生保护性免疫反应消除感染的同时，也发生错误的免疫识别，激活了免疫细胞产生抗神经结苷脂自身抗体，攻击有共同表位的外周神经组织，导致外周神经纤维髓鞘脱失，干扰神经传导，而形成 GBS 的临床表现。又如研究发现，乙型肝炎表面抗原（HBsAg）分子的氨基酸序列中有一段多肽与人类及某些实验动物的外周神经髓鞘碱性蛋白分子的氨基酸序列中某段多肽完全相同，以此段多肽来免疫动物，可引起实验动物的外周神经病；某些个体感染了 HBV，HBsAg 分子中的某段多肽，刺激机体免疫系统产生细胞免疫及体液免疫应答，以攻击、排斥此段多肽；因人的外周神经髓鞘碱性蛋白分子中有与此段多肽完全相同的多肽段，于是机体发生错误的免疫识别，也启动攻击外周神经髓鞘碱性蛋白分子中的此段多肽的自身免疫，导致外周神经髓鞘脱失而发生 GBS。

2.实验性自身免疫性神经炎（EAN）动物模型研究

通过注射、口服或吸入抗原致敏，以及免疫细胞被动转移诱发等造成 EAN。

如用牛 P2 蛋白免疫 Lewis 大鼠可诱发典型 EAN。其病理表现为外周神经、神经根节段性脱髓鞘及炎症反应,在神经根的周围可见到单核细胞及巨噬细胞浸润,自主神经受累,严重者可累及轴索。把 EAN 大鼠抗原特异性细胞被动转移给健康 Lewis 大鼠,经 4～5 天潜伏期后可发生 EAN。EAN 与 GBS 两者的临床表现及病理改变相似。均提示 GBS 是一种主要以细胞免疫为介导的疾病。但研究发现,将 P2 抗体(EAN 动物的血清)直接注射到健康动物的外周神经亦可引起神经传导阻滞及脱髓鞘,提示体液因子也参与免疫病理过程。

3.细胞因子与 GBS 发病的研究

细胞因子在 GBS 发病中起了至关重要的作用。①干扰素-γ(IFN-γ)主要是由 Th_1 细胞分泌的一种多效性细胞因子,能显著增加抗原呈递细胞表达等作用,与神经脱髓鞘有关。因病毒感染,伴随产生的干扰素-γ,引起血管内皮细胞、巨噬细胞、施万细胞的 MHC-Ⅱ型抗原表达。活化的巨噬细胞可直接吞噬或通过分泌炎症介质引起髓鞘脱失,是致病的关键性因子。②肿瘤坏死因子-α(TNF-α)是由巨噬细胞和抗原激活的 T 细胞分泌,是引起炎症、自身免疫性组织损伤及选择性损害外周神经髓鞘的介质。GBS 患者急性期血清 TNF-α 质量浓度增高,且增高的程度与病变的严重程度相关。当患者康复时血清 TNF-α 质量浓度亦恢复正常。③白细胞介素-2(IL-2)是由活化的 T 细胞分泌,能刺激 T 细胞增殖分化,激活 T 细胞合成更多的 IL-2 及 IFN-γ、TNF-α 等细胞因子,促发炎症反应。④白细胞介素-12(IL-12)是由活化的单核/巨噬细胞、B 细胞等产生,IL-12 诱导 $CD4^+$ T 细胞分化为 Th1 细胞并使其增殖、合成 IFN-γ、TNF-α、IL-2 等,使促炎细胞因子合成增加;同时 IL-12 抑制 $CD4^+$ T 细胞分化为 Th2 细胞而合成 IL-4、IL-10,使 IL-4、IL-10 免疫下调因子合成减少。IL-12 在 GBS 中的致病作用可能是使 IFN-γ、TNF-α 及 IL-2 等炎细胞因子合成增加,使 IL-4、IL-10 免疫下调因子合成减少,最终促使神经脱髓鞘、轴索变性而发病。⑤白细胞介素-6(IL-6)是由 T 细胞或非 T 细胞产生的一种多功能的细胞因子。IL-6 的一个主要的生物学功能是促使 B 细胞增殖、分化并产生抗体。IL-6 对正常状态的 B 细胞无增殖活性,但可促进病毒感染的 B 细胞增殖,促进抗体产生。IL-6 在 GBS 发病中通过激发 B 细胞产生致病的抗体而发病。⑥白细胞介素-18(IL-18)主要由单核巨噬细胞产生,启动免疫级联反应,使各种炎症细胞、细胞因子及其炎症介质释放,进入外周神经组织中引起一系列免疫病理反应,导致髓鞘脱失。总之,这一类细胞因子[肿瘤重生因子(TNF-α)、IFN-γ、IL-2、IL-6、IL-12 及 IL-18 等]是促炎因子,与 GBS 发病及病情加重有关。

另一类细胞因子对 GBS 具有调节免疫、减轻炎症性损害、终止免疫病理反应、促进髓鞘修复等作用。①白细胞介素-4(IL-4)是由 Th2 分泌的一种 B 细胞生长因子和免疫调节剂,可下调 Th1 细胞的活性,在疾病的发展中起免疫调节作用,可抑制 GBS 的发生。②白细胞介素-10(IL-10)是由 Th2 分泌,能抑制 Th1 细胞、单核/巨噬细胞合成 TNF-α、肿瘤生长因子(TNF-γ)、IL-2 等致炎因子,是一种免疫抑制因子,有助于脱髓鞘的修复,则 GBS 患者症状减轻。③白细胞介素-13(IL-13)是由活化的 Th2 细胞分泌的,具有免疫抑制和免疫调节作用,能抑制单核巨噬细胞产生多种致炎因子和趋化因子,从而具有显著的抗炎作用。④干扰素-β(IFN-β)是由成纤维细胞产生,具有抗病毒、抗细胞增殖和免疫调节作用,能减轻组织损伤,有利于疾病的恢复。故细胞因子 IL-4、IL-10、IL-13、TGF-β 等是抑炎细胞因子,与 GBS 临床症状缓解有关。

总之,细胞因子在 GBS 的发病过程中起至关重要的作用,促炎症细胞因子如 TNF-α、IFN-γ、IL-2、IL-6、IL-12、IL-18 等与 GBS 发病及病情加重有关,对 GBS 的发病起促进作用;抑炎症细胞因子IL-4、IL-10、IL-13、TGF-β 等可下调炎症反应,有利于机体的恢复。促炎症细胞因子和抑炎症细胞因子两者在人体内的平衡情况影响 GBS 的发生、发展和转归。

目前研究较公认的 GBS 发生是因某些易感基因的人群感染(如空肠弯曲菌)后,经过一段潜伏期,机体产生抗抗原成分(抗空肠弯曲菌)的抗体后发生交叉反应,抗体作用于靶位导致神经组织脱髓鞘和功能改变而致病。李海峰报道 IgM 型 CM1 抗体与空肠弯曲菌近期感染有关。空肠弯曲菌感染后可通过 CM1 样结构发生交叉反应导致神经组织结构和功能的改变。李松岩报道 CM1 IgG 抗体与 AMAN 及 AIDP 均相关。该抗体的产生机制可能为病原菌空肠弯曲菌及其脂多糖具有与人类神经节苷脂类似的结构,因而针对细菌的免疫反应产生了自身抗体,抗体攻击神经组织髓鞘,致使髓鞘破坏而引起发病。研究发现,在髓鞘裂解处及神经膜上有 IgG、IgM 和 C3 的沉积物,而血清中补体减少。补体 C3 降低提示补体参与免疫过程,该抗原抗体反应同时在补体参与及细胞因子的协同作用下发生 GBS。

综上所述,GBS 的发病,感染为始动因素,细胞免疫介导、细胞因子网络之间的调节紊乱和体液免疫等共同参与导致免疫功能障碍,促使外周神经髓鞘脱失而发生自身免疫性疾病。

二、临床表现

半数以上的患者在发病前数天或数周曾有感染史,上呼吸道及胃肠道感染较为常见,或有其他病毒感染性疾病发生,或有疫苗接种史、手术史等。多以急性或亚急性起病。一年四季均可发病,但以夏秋季(6~10月约占75.4%)多发;男女均可发病,男女之比1.4:1;任何年龄均可发病,但以30岁以下者最多。国内报道儿童和青少年为GBS发病的两个高峰。

(一)症状与体征

1.运动障碍

首发症状常为双下肢无力,从远端开始逐渐向上发展,四肢呈对称性弛缓性瘫痪,下肢重于上肢,近端重于远端,亦有远端重于近端者。轻者尚可行走,重者四肢完全性瘫痪,肌张力低,腱反射减弱或消失,部分患者有轻度肌萎缩。长期卧床可出现失用性肌萎缩。GBS患者呈单相病程,发病4周后肌力开始恢复,一般无复发-缓解。急性重症患者对称性肢体无力,在数天内从下肢上升至躯干、上肢或累及支配肋间及膈肌的神经,导致呼吸肌麻痹,称为Landry上升性麻痹,表现除四肢弛缓性瘫痪外,有呼吸困难、说话声音低、咳嗽无力、缺氧、发绀,严重者可因完全性呼吸肌麻痹,而丧失自主呼吸。

2.脑神经损害

舌咽-迷走神经受损较为常见,表现吞咽困难、饮水呛咳、构音障碍、咽反射减弱或消失等;其次是面神经受损,表现为周围性面瘫;动眼神经亦可受累,表现眼球运动受限;三叉神经受累,表现为张口困难及面部感觉减退。总的来说,单发脑神经受损较少,多与脊神经同时受累。

3.感觉障碍

发病后多有肢体感觉异常,如麻木、蚁行感、烧灼感、针刺感及不适感等。客观感觉障碍不明显,或有轻微的手套样、袜套样四肢末端感觉障碍,少数人有位置觉障碍及感觉性共济失调。常有Lasègue征阳性及腓肠肌压痛。

4.自主神经障碍

皮肤潮红或苍白,多汗,四肢末梢发凉,血压升高或降低,心动过速或过缓,尿潴留或尿失禁等。

5.其他

少数患者有精神症状,或有头痛、呕吐、视盘水肿,或一过性下肢病理征,或有脑膜刺激征等。

(二)GBS变异型

1.急性运动轴索型神经病

免疫损伤主要的靶位是脊髓前根和运动神经纤维的轴索,导致轴索损伤,或免疫复合物结合导致轴索功能阻滞,病变多集中于外周神经近段或末梢,髓鞘相对完整无损,无明显的炎症细胞浸润,多伴有血清抗神经节苷脂 GM1、GM1b、GD1a 或 Ga1Nac-CD1a 抗体滴度增高。

AMAN 的病因及发病机制不清,目前认为与空肠弯曲菌感染有关。据报道 GBS 发病前空肠弯曲菌感染率美国为 4%、英国为 26%、日本为 41%、中国为 51% 或 66%。病变以侵犯神经远端为主,临床表现主要为肢体瘫痪,无感觉障碍症状,病情严重者发病后迅速出现四肢瘫痪,伴有呼吸肌受累。早期出现肌萎缩者,预后相对不好。年轻患者神经功能恢复较好。本型流行病学特点是儿童多见,夏秋季多见,农村多见。

2.急性运动感觉性轴索型神经病

急性运动感觉性轴索型神经病也称暴发轴索型 GBS。免疫损伤主要的靶位在轴索,但同时波及脊髓前根和背根,以及运动和感觉纤维。临床表现病情大多严重,恢复缓慢,预后较差。患者常有血清抗 GM1、GM1b 或 GD1a 抗体滴度增高。此型不常见,占 GBS 的 10% 以下。

3.Miller-Fisher 综合征(MFS)

简称 Fisher 综合征。此型约占 5%,以急性或亚急性发病。临床表现以眼肌麻痹、共济失调和腱反射消失三联征为特点,无肢体瘫,若伴有肢体肌力减低也极轻微。部分电生理检查显示受累神经同时存在髓鞘脱失、炎症细胞浸润和轴索传导阻滞,患者常有血清抗 GQ1b 抗体滴度增高。MFS 呈单相性病程,大多数患者病后 2～3 周或数月内可自愈。

4.复发型急性炎性脱髓鞘性多发性神经根神经病(AIDP)

复发型急性炎性脱髓鞘性多发性神经根神经病是 AIDP 患者数周至数年后再次复发,5%～9% 的 AIDP 患者有 1 次以上的复发。复发后治疗仍有效。但恢复不如第一次完全,有少数复发患者呈慢性波动性进展病程,变成慢性型 GBS。

5.纯感觉型 Guillain-Barré 综合征

纯感觉型 Guillain-Barré 综合征表现为四肢对称性感觉障碍和疼痛,感觉性共济失调,伴有肢体无力,电生理检查符合脱髓鞘性外周神经病,病后 5～14 个月肌无力恢复良好。

6.多数脑神经型 Guillain-Barré 综合征

多数脑神经型 Guillain-Barré 综合征是 GBS 伴多数运动性脑神经受累。

7.全自主神经功能不全型 Guillain-Barré 综合征

全自主神经功能不全型 Guillain-Barré 综合征是以急性或亚急性发作的单纯全自主神经系统功能失调综合征,病前有感染史。表现为全身无汗、口干、皮肤干燥、便秘、排尿困难、直立性低血压、阳痿等,无感觉障碍和瘫痪。病程呈单相性,预后良好。

(三)常与多种疾病伴发

1.心血管功能紊乱

GBS 患者可伴有心律失常,心电图 ST 段改变;血压升高或降低;并发心肌炎、心源性休克等。经追踪观察,随神经功能恢复心电图变化也随之好转。学者们认为是交感神经脱髓鞘或交感神经节的病损所致;还有学者认为是血管活性物质儿茶酚胺和肾上腺素升高所致。因心功能障碍可致心脏骤停,故对重症GBS 患者要心功能监护。

2.甲状腺功能亢进症

甲状腺功能亢进症与 GBS 两者是伴发还是继发尚不清楚,两者均与自身免疫功能失调有关,故伴发可能性大。

3.流行性出血热

有报道流行性出血热与 GBS 伴发。GBS 是感染后激发免疫反应致外周神经脱髓鞘病;流行性出血热是由汉坦病毒感染的自然疫源性疾病,尚未见 GBS 感染该病毒的报道,有待进一步观察研究。

4.其他

临床报道还有 GBS 与钩端螺旋体病、伤寒、支原体肺炎、流行性腮腺炎、白血病、神经性肌强直、低血钾、多发性肌炎等伴发,都有待临床观察研究。

(四)临床分型

《中华神经精神科杂志》编委会于 1993 年 10 月召开 GBS 研讨会,会议以Asbury AK(1990)发表的标准,结合国情制定我国 GBS 临床分型标准(表 3-1)。

表 3-1　GBS 临床分型

分型	诊断标准
轻型	四肢肌力 3 度以上,可独立行走
中型	四肢肌力 3 度以下,不能独立行走
重型	第Ⅸ、Ⅹ对脑神经和其他脑神经麻痹。不能吞咽,同时四肢无力到瘫痪,活动时有轻度呼吸困难,但不需要气管切开行人工呼吸

续表

分型	诊断标准
极重型	在数小时至 2 天,发展到四肢瘫痪,吞咽不能,呼吸机麻痹,必须立即气管切开行人工呼吸,伴有严重心血管功能障碍或暴发型并入此型
再发型	数月(4～6 个月)至 10 多年可有多次再发,轻重如上述症状,应加倍注意,往往比首发重,可由轻型直到极重型症状
慢性型或慢性炎症脱髓鞘多发性神经病	由两月至数月乃至数年缓慢起病,经久不愈,脑神经受损少,四肢肌肉萎缩明显,脑脊液蛋白含量持续增高
变异型	纯运动型 GBS;感觉型 GBS;多脑神经型 GBS;纯自主神经功能不全型 GBS;其他还有 Fisher 综合征、少数 GBS 伴一过性锥体束征和伴小脑共济失调等

三、辅助检查

(一)脑脊液检查

1.蛋白细胞分离

病初期蛋白含量与细胞数均无明显变化,1 周后蛋白含量开始增高,病后 4～6 个周达高峰,最高可达 10 g/L,一般为 1～5 g/L。蛋白含量高低与病情不呈平行关系。在疾病过程中,细胞数多为正常,有少数可轻度增高,表现蛋白-细胞分离现象。

2.免疫球蛋白含量升高

脑脊液中 IgG、IgM、IgA 含量明显升高,可出现寡克隆 IgG 带,阳性率在 70％以上。

(二)血液检查

1.血常规

白细胞多数正常,部分患者中等多核白细胞增多,或核左移。

2.外周血

T 细胞亚群异常,急性期患者抑制 T 细胞(Ts)减少,辅助 T 细胞(Th)与 Ts 之比(Th/Ts)升高。

3.血清免疫球蛋白含量升高

血清中 IgG、Ig M、IgA 等含量均明显升高。

(三)电生理检查

1.肌电图

约 80％的患者神经传导速度减慢,运动神经传导速度减慢更明显,常有神经传导潜伏期延长,F波的传导速度减慢。当临床症状消失后,神经传导速度仍可减慢,可持续几个月或更长时间。此项检查可预测患者的预后情况。

2.心电图

多数患者的心电图正常,部分患者出现 ST 段降低、T 波低平、窦性心动过速,以及心肌劳损、传导阻滞、心房颤动等表现。

四、诊断与鉴别诊断

(一)诊断

根据如下表现,典型病例诊断并不困难:①儿童与青少年多发;②病前多有上呼吸道或胃肠道感染或疫苗接种史;③急性或亚急性起病;④表现双下肢或四肢无力,对称性弛缓性瘫痪,腱反射减弱或消失;⑤可有脑神经受损;⑥多有感觉异常;⑦脑脊液有蛋白-细胞分离现象等。

中华神经精神科杂志编委会于 1993 年 10 月召开 GBS 研讨会,会议以 Asbury AK(1990)发表的标准,结合国情制定我国 GBS 诊断标准(表 3-2)。

表 3-2 GBS 的基本诊断标准

(1)进行性肢体力弱,基本对称,少数也可不对称,轻则下肢无力,重则四肢瘫,包括躯体瘫痪、延髓性麻痹、面肌以至眼外肌麻痹,最严重的是呼吸机麻痹
(2)腱反射减弱或消失,尤其是远端常消失
(3)起病迅速,病情呈进行性加重,常在数天至一两周达高峰,到第 4 周停止发展,稳定,进入恢复期
(4)感觉障碍主诉较多,客观检查相对较轻,可呈手套样、袜子样感觉异常或无明显感觉障碍,少数有感觉过敏,神经干压痛
(5)脑神经受损以舌咽神经、迷走神经、面神经多见,其他脑神经也可受损,但视神经、听神经几乎不受累
(6)可合并自主神经功能障碍,如心动过速、高血压、低血压、血管运动障碍、出汗多,可有一时性排尿困难等
(7)病前 1~3 个周约半数有呼吸道、肠道感染,不明原因发热、水痘、带状疱疹、腮腺炎、支原体、疟疾等,或淋雨受凉、疲劳、创伤、手术等
(8)发病后 2~4 周进入恢复期,也可迁延至数月才开始恢复
(9)脑脊液检查,白细胞数常少于 $10\times10^6/L$,1~2 个周蛋白含量增高,呈蛋白-细胞分离现象,如细胞数超过 $10\times10^6/L$,以多核为主,则需排除其他疾病。细胞学分类以淋巴细胞、单核细胞为主,并可出现大量吞噬细胞
(10)电生理检查,病后可出现神经传导速度明显减慢,F 反应近端神经干传导速度减慢

(二)鉴别诊断

1.多发性外周神经病

(1)缓慢起病。

（2）感觉神经、运动神经、自主神经同时受累,远端重于近端。

（3）无呼吸肌麻痹。

（4）无神经根刺激征。

（5）脑脊液正常。

（6）多能查到病因,如代谢障碍、营养缺乏、药物中毒,或有重金属及化学药品接触史等。

2.低钾型周期麻痹

（1）急性起病,四肢瘫痪,近端重、远端轻,下肢重、上肢轻。

（2）有反复发作史或家族史,病前常有过饱、过劳、饮酒史。

（3）无脑神经损害,无感觉障碍。

（4）脑脊液正常。

（5）发作时可有血清钾低。

（6）心电图出现 Q-T 间期延长,ST 段下移,T 波低平或倒置,可出现宽大的 U 波或 T 波、U 波融合等低钾样改变。

（7）补钾后症状迅速改善。

3.全身型重症肌无力

（1）四肢无力,晨轻夕重,活动后加重,休息后症状减轻。

（2）无感觉障碍。

（3）常有眼外肌受累,表现上眼睑下垂、复视等。

（4）新斯的明试验或疲劳试验阳性。

（5）肌电图重复刺激波幅减低。

（6）脑脊液正常。

4.急性脊髓炎

（1）先驱症状发热。

（2）急性起病,数小时或数天达高峰。

（3）脊髓横断性损害,有明显的节段性感觉平面,有传导束性感觉障碍,脊髓休克期后应出上单位瘫。

（4）括约肌症状明显。

（5）脑脊液多正常,或有轻度的细胞数和蛋白含量增多。

5.急性脊髓灰质炎

患者常未服或未正规服用脊髓灰质炎疫苗。表现:①起病时常有发热;②急性肢体弛缓性瘫痪,多为节段性,瘫痪肢体多明显不对称;③无感觉障碍,肌萎缩出现较早;④脑脊液蛋白含量和细胞数均增多;⑤肌电图呈失神经支配现象,运动神经传导速度可正常,或有波幅减低。

6.多发性肌炎

(1)常有发热、皮疹、全身不适等症状。

(2)全身肌肉广泛受累,以近端多见,表现酸疼无力。

(3)无感觉障碍。

(4)血常规白细胞计数增高、血沉快。

(5)血清肌酸激酶、醛缩酶和谷丙氨酸氨基转移酶明显增高。

(6)肌电图示肌源性改变。

(7)病理活检显示肌纤维溶解断裂、炎细胞浸润、毛细血管内皮细胞增厚。

7.血卟啉病

(1)急性发作性弛缓性瘫痪。

(2)急性腹痛伴有恶心、呕吐。

(3)有光感性皮肤损害。

(4)尿呈琥珀色,暴露在日光下呈深黄色。

8.肉毒中毒

(1)有进食物史,如吃家制豆腐乳、豆瓣酱后发病,且与同食者一起发病。

(2)有眼肌麻痹、吞咽困难、呼吸肌麻痹、心动过缓等。

(3)肢体瘫痪轻。

(4)感觉无异常。

(5)脑脊液正常。

9.脊髓肿瘤

(1)起病缓慢。

(2)常有单侧神经根痛,后期可双侧持续痛。

(3)早期一般来说病侧肢体无力,后期双侧受损或出现脊髓横断性损害。

(4)腰椎穿刺椎管梗阻。

(5)脊髓MRI检查可显示占位性病变。

五、治疗

(一)一般治疗

由于GBS病因及发病机制不清,目前尚无特效治疗,但GBS的病程自限,若能精心护理并给予恰当的支持治疗,一般预后良好。急性期患者需要及时住院观察病情变化,GBS最严重和危险的情况是发生呼吸肌麻痹,所以要严密监控患者的自主呼吸;新入院患者病情尚未得到有效控制,尤其需要观察有无呼吸肌麻痹的早期症状,如通过询问患者呼吸是否费力,有无胸闷、气短,能否吞咽及咳嗽等;观察患者的精神状态、面色改变等可了解其呼吸情况。同时:①加强口腔护理,常拍背,有痰要及时吸痰,或体位引流,清除口腔内分泌物,保持呼吸道畅通,预防呼吸道感染。②对重症患者应进行心肺功能监测,发现病情变化及时处置,如呼吸肌麻痹则及时抢救,尽早使用呼吸器,是减少病死率的关键。③有吞咽困难者应尽早鼻饲,防止食物流入气管内而窒息或引起肺部感染。④瘫痪肢体要保持功能位,适当进行康复训练,防止肌肉萎缩,促进瘫痪肢体的功能恢复。⑤定时翻身,受压部位要经常给予按摩,改善局部的血液循环,预防压疮。

(二)呼吸肌麻痹抢救

呼吸肌麻痹表现:①患者说话声音低,咳嗽无力;②呼吸困难或矛盾呼吸(当肋间肌麻痹时吸气时腹部下陷)。

1.呼吸肌麻痹的处理

当患者有轻度呼吸肌麻痹时,首先是口腔护理,及时清除口腔内分泌物,湿化呼吸道,用蒸汽吸入或超声雾化,2～4次/天。每次20分钟,可降低痰液黏稠度,有利痰液的排出。对重症GBS患者要床边监护,每2小时测量呼吸量,当潮气量<1 000 mL时或患者连续读数字不超过4时,说明换气功能不好,患者已血氧不足、二氧化碳潴留,需及时插管行人工呼吸。

2.应用人工呼吸机的指标

(1)患者呼吸浅、频率快、烦躁不安等呼吸困难,四肢末梢轻度发绀有缺氧。

(2)检测二氧化碳分压达8.0 kPa(60 mmHg)以上。

(3)氧分压低于6.7 kPa(50 mmHg)或动脉pH在7.3及以下时,均提示有缺氧和二氧化碳潴留,要尽快使用人工辅助呼吸纠正乏氧。

3.停用人工呼吸机的指征

(1)患者神经系统症状改善,呼吸功能恢复正常。

(2)平静呼吸时矛盾呼吸基本消失。

(3)肺通气功能维持正常生理需要。

(4)肺部炎症基本控制。

(5)血气分析正常。

(6)间断停用呼吸器无缺氧现象。

(7)已达24小时以上的正常自主呼吸。

4.气管切开插管的指征

(1)GBS患者发生呼吸肌麻痹。

(2)伴有舌咽神经、迷走神经受累。

(3)伴有肺部感染,患者咳嗽无力,呼吸道分泌物排出有困难时,应及时行气管切开,保持呼吸道畅通。气管切开后要严格执行气管切开护理规范。

5.拔管指征

(1)患者有正常的咳嗽反射。

(2)口腔内痰液能自行咳出。

(3)深吸气时无矛盾呼吸。

(4)肺部炎症已控制。

(5)吞咽功能已恢复。

(6)血气分析正常。

(三)静脉注射免疫球蛋白(intravenous immune globulin,IVIG)

1.免疫球蛋白治疗 GBS 的机制

(1)通过 IgG 的 Fc 段封闭靶细胞 Fc 受体,阻断抗原刺激和自身免疫反应。

(2)通过 IgG 的 Fab 段结合抗原,防止产生自身抗体,或与免疫复合物中抗原结合,更易被巨噬细胞清除。

(3)中和循环中的抗体,可影响 T 细胞、B 细胞的分化及成熟,抑制白细胞免疫反应及炎症细胞因子的产生等。

2.临床应用指征

(1)急性进展期不超过 2 周,且独立行走不足 5 m 的 GBS 患者。

(2)使用其他疗法后,病情仍继续恶化者。

(3)对已用 IVIG 治疗,病情仍继续加重者或 GBS 复发者。

(4)病程超过 4 周,可能为慢性炎性脱髓鞘性多发性神经病者。

3.推荐用量

人免疫球蛋白制剂 400 mg/(kg·d),开始速度要慢,40 mL/h,以后逐渐增加至100 mL/h,静脉滴注,5 天为 1 个疗程。该治疗见效快,不需要复杂设备,用药安全,故已推荐为重型 GBS 患者的一线用药。

4.不良反应

不良反应有发热、头痛、肌痛、恶心、呕吐、皮疹及短暂性肝功能异常等,经减慢滴速或停药即可消失。偶见变态反应、溶血、肾衰竭等。不良反应发生率在1%～15%,通常低于 5%。

5.禁忌证

免疫球蛋白过敏、高球蛋白血症、先天性 IgA 缺乏患者。

(四)血浆置换(plasma exchange,PE)

血浆置换疗法可清除患者血中的有害物质,特别是髓鞘毒性抗体及致敏的淋巴细胞、抗原-免疫球蛋白的免疫复合物、补体等,从而减轻和避免神经髓鞘的损害,改善和缓解临床症状,并缩短患者从恢复到独立行走的时间,缩短患者使用呼吸机辅助呼吸的时间,能明显降低重症的病死率。每次交换血浆量按 40～50 mL/kg 体重计算或 1～1.5 倍血浆容量计算,血容量恢复主要依靠 5％人血清蛋白。从患者静脉抽血后分离血细胞和血浆,弃掉血浆,将洗涤过的血细胞与5％人血清蛋白重新输回患者体内。轻度、中度和重度患者每周应分别做 2 次、4 次和 6 次。不良反应有血容量减少、心律失常、心肌梗死、血栓、出血、感染及局部血肿等。血浆置换疗法的缺点是价格昂贵及费时等。

禁忌证:严重感染、心律失常、心功能不全和凝血功能异常者。

(五)糖皮质激素

目前,糖皮质激素对 GBS 的治疗作用及疗效意见尚不一致,有的学者认为急性期应用糖皮质激素治疗无效,不能缩短病程和改善预后,甚至推迟疾病的康复和增加复发率。也有报道称应用甲泼尼龙治疗轻型和中型 GBS 效果较好,减轻脱髓鞘程度,改善神经传导功能;重型 GBS 患者肺部感染率较高,还有合并应激性上消化道出血者,不主张应用。临床诊疗指南:规范的临床试验未能证实糖皮质激素治疗 GBS 的疗效,应用甲泼尼龙冲击治疗 GBS 也没有发现优于安慰剂对照组。因此,AIDP 患者不宜首先推荐应用大剂量糖皮质激素治疗。

糖皮质激素不良反应:①大剂量甲泼尼龙冲击治疗能升高血压,平均动脉压增高 1.7～3.6 kPa(12～27 mmHg)。②静脉滴注速度过快可出现心律失常。③有精神症状,如语言增多、欣快等。④其他有上消化道出血、血糖升高、面部潮红、踝部水肿等。

(六)神经营养剂

神经营养剂可促进周围损害的神经修复和再生,促进神经功能的恢复。常用的有 B 族维生素、辅酶 A、ATP、细胞色素 C、肌苷、胞磷胆碱等。

(七)对症治疗

1.呼吸道感染

重型 GBS 患者易合并呼吸道感染。若有呼吸道感染者,除加强护理及时清除呼吸道分泌物外,还要应用有效足量的抗生素控制呼吸道炎症。

2.心律失常

重型 GBS 患者出现心律失常,多由机械通气、肺炎、酸碱平衡失调、电解质紊乱、自主神经功能障碍等引起。首先明确引起心律失常的病因,再给予相应的处理。

3.尿潴留、便秘

尿潴留可缓慢加压按摩下腹部排尿。预防便秘应鼓励患者多进食新鲜蔬菜、水果,多饮水,每天早晚按摩腹部,促进肠蠕动以防便秘。

4.心理护理

因突然发病,进展又快,四肢瘫或不能讲话,患者会很紧张、恐惧、焦虑、悲观,心理负担很大,医务人员要鼓励开导患者,树立信心和勇气,消除不良情绪,配合治疗。

(八)康复治疗

GBS 是外周神经脱髓鞘疾病,肌肉出现失神经支配,肌肉萎缩,所以对四肢瘫痪的患者要尽早开始康复治疗,可明显改善神经功能。对肌力在Ⅲ级以上者,鼓励患者要进行主动运动锻炼。肌力在 0～Ⅱ级者,支具固定,保持肢体关节功能位,同时做被动运动训练和按摩,其作用是保持和增加关节活动度,防止关节挛缩变形、肌肉萎缩及足下垂,改善局部血液循环,有利于瘫痪肢体的恢复。另外,还要进行日常生活能力的训练,复合动作训练及作业(即职业)训练等。康复治疗的效果与疾病的严重程度、病程、坚持训练等有关。从患者就诊开始,早期治疗的同时就要注意早期康复治疗。康复治疗不是一朝一夕之事,要鼓励患者持之以恒、循序渐进地坚持功能练习。

第六节　慢性吉兰-巴雷综合征

慢性炎症性脱髓鞘性多发性神经病(chronic inflammatory demyelinating polyneuropathy,CIDP)又叫慢性吉兰-巴雷综合征,是一种慢性病程进展的,临床表现与 AIDP 相似的自身免疫性外周神经脱髓鞘疾病。CIDP 发病率较 AIDP 低。

一、病因及发病机制

本病发病机制未明，与 AIDP 相似而不相同。CIDP 体内可发现 β-微管蛋白抗体和髓鞘结合糖蛋白抗体，却未发现与 AIDP 发病密切相关的针对空肠弯曲菌及巨细胞病毒等感染因子免疫反应的证据。

二、病理

炎症反应不如 AIDP 明显，外周神经的供血血管周围可见单核细胞浸润，神经纤维水肿，有节段性髓鞘脱失和髓鞘重新形成的存在。施万细胞再生呈"洋葱头样"改变，轴索损伤也常见。

三、临床表现

起病隐匿，男女发病率相似，各年龄组均可发病。病前少见前驱感染，起病缓慢，并逐步进展达 2 个月以上。少数患者呈亚急性起病。临床表现主要为对称性肢体远端或近端无力，大多自远端向近端发展，近端受累较重。一般不累及延髓肌致吞咽困难，呼吸困难更为少见。感觉障碍常见的主诉有麻木、刺痛、紧束、烧灼或疼痛感，客观检查可见感觉丧失，不能识别物体，不能完成协调动作，肢体远端重。查体示四肢肌力减退，肌张力低，伴或不伴肌萎缩，四肢腱反射减低或消失，四肢末梢性感觉减退或消失，腓肠肌可有压痛，Kernig 征可阳性。

四、辅助检查

（一）CSF 检查

与 AIDP 相似，可见蛋白-细胞分离，蛋白含量波动于 $0.75 \sim 2 \, \text{g/L}$，病情严重程度与 CSF 蛋白含量呈正相关。少数 CIDP 患者蛋白含量正常，少数患者可出现寡克隆 IgG 区带。

（二）电生理检查

早期行 EMG 检查有神经传导速度减慢，F 波潜伏期延长，提示脱髓鞘病变，发病数月后 30％ 患者可有动作电位波幅减低提示轴索变性。

（三）腓肠神经活检

可见反复节段性脱髓鞘与再生形成的"洋葱头样"提示 CIDP。

五、诊断及鉴别诊断

根据中华医学会神经病学分会的意见，CIDP 的诊断必需条件如下。

(一)临床检查

(1)一个以上肢体的周围性进行性或多发性运动、感觉功能障碍,进展期超过 2 个月。

(2)四肢腱反射减弱或消失。

(二)电生理检查 NCV

显示近端神经节段性脱髓鞘,必须具备以下 4 条中的 3 条。

(1)2 条或多条运动神经传导速度减慢。

(2)1 条或多条运动神经部分性传导阻滞或短暂离散,如腓神经、尺神经或正中神经等。

(3)2 条或多条运动神经远端潜伏期延长。

(4)2 条或多条运动神经刺激 10～15 次后 F 波消失或最短 P 波潜伏期延长。

(三)病理学检查

神经活检示脱髓鞘与髓鞘再生并存。

(四)CSF 检查

(1)若 HIV 阴性,细胞数 $<10\times10^6$/L;若 HIV 阳性,50×10^6/L。

(2)性病筛查实验(venereal disease research laboratories,VDRL)阴性。

应注意与以下疾病鉴别:①多灶性运动神经病是以运动神经末端受累为主的进行性外周神经病,临床表现为慢性非对称性肢体远端无力,以上肢为主,感觉正常。②进行性脊肌萎缩也为缓慢进展病程,但运动障碍不对称分布,有肌束震颤,无感觉障碍。神经电生理示 NCV 正常,EMG 可见纤颤波及巨大电位。③遗传性运动感觉性神经元病一般有遗传家族史,常合并有手足残缺,色素性视网膜炎等,确诊需依靠神经活检。④代谢性外周神经病有原发病的症状和体征。

六、治疗

许多免疫治疗方法都可以用于 CIDP,并可获得较好疗效。

(一)类固醇皮质激素

绝大多数 CIDP 患者对激素疗效肯定。临床应用泼尼松 100 mg/d,连用 2～4 周,再逐渐减量,大多数患者 2 个月内出现肌力改善。地塞米松 40 mg/d,静脉滴注,连续 4 天,然后 20 mg/d,共 12 天,再 10 mg/d,又 12 天,共 28 天为 1 个疗程,治疗 6 个疗程后症状可见缓解。

(二)血浆交换(PE)和静脉注射免疫球蛋白(IVIG)

PE 每周行 2～3 次,约 3 周起效,短期疗效好。半数以上患者大剂量 IVIG 治疗有效,一般用 IVIG 0.4 g/(kg·d),连续 5 天。或 1.0 g/(kg·d),连用 2 天,可重复使用。IVIG 和 PE 短期疗效相近,与大剂量激素合用疗效更好。

(三)免疫抑制剂

以上治疗无效可试用免疫抑制剂,如环磷酰胺、硫唑嘌呤、环孢素 A 等,可能有效。

第四章	运动障碍性疾病

第一节　小儿脑性瘫痪

脑性瘫痪中华医学会儿科学分会神经学组 2004 年全国小儿脑性瘫痪专题研讨会讨论通过的定义：出生前到生后 1 个月内各种原因所引起的脑损伤或发育缺陷所致的运动障碍及姿势异常。主要是指由围生期各种病因所引起的，获得性非进行性脑病导致的先天性运动障碍及姿势异常疾病或综合征。它是在大脑生长发育期受损后所造成的运动瘫痪，是一种严重致残性疾病。

其特点是非进行性的两侧肢体对称性瘫痪。Litfer 首先描述了本病，亦称 Litter 病；脑性瘫痪的概念由 Ingram 首先使用。本病发病率相当高，不同国家和地区的发生率为 0.06%～0.59%，日本较高为0.2%～0.25%。

一、病因及病理

(一)病因包括遗传性和获得性

1.出生前病因

如妊娠早期病毒感染、妊娠毒血症、母体的胎盘血液循环障碍和放射线照射等。

2.围生期病因

早产是重要的确定病因，以及脐带脱垂或绕颈、胎盘早剥、前置胎盘、羊水堵塞、胎粪吸入等导致胎儿脑缺氧，难产等所致胎儿窒息、缺氧，以及早产、产程过长、产钳损伤和颅内出血及核黄疸等。

3.出生后病因

如各种感染、外伤、中毒、颅内出血和严重窒息等。病因不明者可能与遗传有关。人体维持正常肌张力调节及姿势反射依赖皮质下行纤维抑制作用与周围Ⅰa类传入纤维易化作用的动态平衡,当脑发育异常使皮质下行束受损时,抑制作用减弱可引起痉挛性运动障碍和姿势异常。感知能力如视、听力受损可导致智力低下,基底节受损可引起手足徐动,小脑受损可发生共济失调等。

(二)病理改变

以弥散的不等程度的大脑皮质发育不良或脑白质软化、皮质萎缩或萎缩性脑叶硬化等,皮质核基底节有分散的、状如大理石样的病灶瘢痕,为缺血性病理损害,多见于缺氧窒息婴儿。出血性病理损害为室管膜下出血或脑室内出血,有时为脑内点状出血或局部出血,多见于未成熟儿(妊娠不足 32 周),可能因此期脑血管较脆弱,血管神经发育不完善,脑血流调节能力较差所致。脑局部白质硬化和脑积水、脑穿通畸形、锥体束变性等也可见。产前病变以脑发育不良为主,围生期病变以瘢痕、硬化、软化和部分脑萎缩、脑实质缺陷为主。

二、临床分型及表现

脑性瘫痪临床表现复杂多样,多始自婴幼儿期。严重者生后即有征象,多数病例在数月后家人试图扶起患儿站立时发现。临床主要表现为锥体束征、智能发育障碍和癫痫发作三大症状。

运动障碍是本病的主要症状,由于锥体束和锥体外束发育不良而致肢体瘫痪。多数是在生后数月始被发现患儿肢体活动异常的。个别严重病例可在出生后不久即出现肌肉强直、角弓反张、授乳困难。一般出现不等程度的瘫痪,肌张力增高,肌腱反射亢进,病理征阳性。均为对称性两侧损害,下肢往往重于上肢。

根据运动障碍的临床表现分为如下几种类型。

(一)痉挛型

痉挛型以锥体系受损为主,又称痉挛性脑性瘫痪。Litter 最早提出缺氧-缺血性产伤(脑病)的概念,后称为 Litter 病。这是脑性瘫痪中最为常见和典型的一类。常表现为双下肢痉挛性瘫痪、膝踝反射亢进、病理征阳性。由于肌张力增高比瘫痪更明显,尤其是两腿内收肌、膝关节的伸肌和足部跖屈肌肌张力突出的增高,所以患儿在步行时两髋内收,两膝互相交叉和马蹄内翻足,使用足尖走路而呈剪刀式步态。患儿这种异常费力地向前迈步状态,一眼望去便可确认是痉挛性双侧瘫痪。可伴有延髓麻痹,表现吞咽和构音困难、下颌反射亢进,不自主哭笑,核上性眼肌麻痹、面瘫等。还可伴有语言及智能障碍。根据病情可分为以下几种。

1.轻度

最初 24 小时症状明显,表现易惊、肢体及下颏颤抖,称紧张不安婴儿;Moro下限反应,肌张力正常,腱反射灵敏,前囟柔软,EEG 正常,可完全恢复。

2.中度

表现嗜睡、迟钝和肌张力低下,运动正常,48～72 小时后恢复或恶化,若伴抽搐、脑水肿、低钠血症或肝损伤提示预后不良。

3.重度

生后即昏迷,呼吸不规则,需机械通气维持,生后 12 小时内发生惊厥,肌张力低下,Moro 反射无反应,吸吮力弱,光反射和眼球运动存在。中至重度患儿若及时纠正呼吸功能不全和代谢异常仍可望存活,可能遗留锥体系、锥体外系和小脑损伤体征及精神发育迟滞。

(二)不随意运动型

不随意运动型以锥体外系受损为主,又称手足徐动型脑性瘫痪,多由核黄疸或新生儿窒息引起,主要侵害基底神经节,常见双侧手足徐动症,生后数月或数年出现,可见舞蹈、肌张力障碍、共济失调性震颤、肌阵挛和半身颤搐等。轻症患儿易误诊为多动症。

(三)核黄疸

继发于 Rh 与 ABO 血型不相容或肝脏葡萄糖醛酸转移酶缺乏的成红细胞增多症,血清胆红素高于250 mg/L时具有中枢神经系统毒性作用,可导致神经症状。酸中毒、缺氧及低体重婴儿易患病。轻症生后24～36 小时出现黄疸和肝脾大,4 天后黄疸渐退,不产生明显神经症状。重症生后或数小时出现黄疸并急骤加重,肝脾及心脏肿大,黏膜和皮肤点状出血;3～5 天婴儿变得倦怠、吸吮无力、呼吸困难、呕吐、昏睡、肌强直和抽搐发作,可伴舞蹈征、手足徐动、肌张力障碍或痉挛性瘫等,多在数天至 2 周内死亡;存活者遗留精神发育迟滞、耳聋和肌张力低,不能坐、立和行走。

(四)共济失调型

以小脑受损为主,是一种少见的脑性瘫痪。由于小脑发育不良以致患儿出现肌张力减低,躯体平衡失调,坐姿及动作不稳、步态笨拙和经常跌倒,行走时双足横距加宽,辨距不良,并伴意向性震颤、语言缓慢、断续或呈爆发式语言和运动发育迟缓。CT 和 MRI 扫描可见小脑萎缩。

(五)肌张力低下型

往往是其他类型的过渡形式,多见于幼儿,主要表现为肌张力减低,关节活动幅度增大,肌腱反射正常或活跃,病理征阳性。多无肌肉萎缩。患者往往不能站立、行走,甚至不能竖颈。随年龄增长肌张力可逐渐增高而转为痉挛性瘫痪。

(六)混合型

脑性瘫痪的患儿多伴有以下症状。

1.反射异常

姿势反射、原始反射、体位姿势反射的异常和手足徐动、舞蹈样动作。这类不自主运动可单独出现,也可两者同时伴发,但均为双侧性,并因随意运动和情绪激动而加重症状。

2.智能障碍

由于大脑皮质发育不良,大多数患儿合并有一定程度的智能和行为缺陷。智能障碍的程度和瘫痪的轻重并不平行。随着智能障碍的出现,还可伴发言语发育迟滞,说话较晚,并有构音障碍。

3.癫痫发作

有的患儿合并有癫痫大小发作,脑电图异常。此外还可出现斜视、弱视、听力减退、牙齿发育不良以及短暂性高热等。

根据偏瘫、截瘫和四肢瘫,脑性瘫痪又可分为:①先天性婴儿偏瘫,婴儿及儿童早期出现。②后天性婴儿偏瘫,3～18 个月的正常婴儿常以痫性发作起病,发作后出现严重偏瘫,伴或不伴失语。③四肢瘫,较少见,多为双侧脑病变。④截瘫,多因脑或脊柱病变,如先天性囊肿、肿瘤和脊柱纵裂等。

按瘫痪部位(指痉挛型)可分为以下几种情况:①单瘫,单个肢体受累。②双瘫,四肢受累,上肢轻,下肢重。③三肢瘫,3 个肢体受累。④偏瘫,半侧肢体受累。⑤四肢瘫,四肢受累,上、下肢受累程度相似。

三、影像学检查

X 线检查头颅片可见双侧不对称,病侧不如健侧膨隆,岩骨和蝶骨位置较高,额突较大,两侧颞骨鳞部或顶骨局部变薄或隆起。CT、MRI 扫描可见广泛性程度不等的脑萎缩,有局灶体征者可见大脑皮质和髓质发育不良,脑软化灶,囊性变,脑室扩大或脑穿通畸形等。

四、诊断和鉴别诊断

(一)诊断

本病缺乏特异性诊断指标,主要依靠临床诊断。中国小儿脑性瘫痪会议所定诊断条件:①引起脑性瘫痪(简称脑瘫)的脑损伤为非进行性。②引起运动障碍的病变部位在脑部。③症状在婴儿期出现。④有时合并智力障碍、癫、感知觉障碍及其他异常。⑤除外进行性疾病所致的中枢性运动障碍及正常小儿暂时性的运动发育迟缓。

高度提示脑性瘫痪的临床表现有以下几种情况:①早产儿,低体重儿,出生时及新生儿期严重缺氧、惊厥、颅内出血和核黄疸等。②精神发育迟滞、情绪不稳和易惊,运动发育迟缓、肌张力增高及痉挛典型表现。③锥体外系症状伴双侧耳聋和上视麻痹。

(二)鉴别诊断

1.遗传性痉挛性截瘫

单纯型儿童期起病,双下肢肌张力增高、腱反射亢进、病理征及弓形足,缓慢进展病程,有家族史。

2.共济失调毛细血管扩张症(Louis-Barr 综合征)

常染色体隐性遗传病,呈进展性,表现共济失调、锥体外系症状、眼结合膜毛细血管扩张和甲胎蛋白显著增高等,因免疫功能低下常见支气管炎和肺炎等。

3.脑炎后遗症

有脑炎病史,表现为智力减退、易激惹、兴奋、躁动和痫性发作等。

五、治疗

脑性瘫痪尚无有效的病因治疗,目前主要采取物理疗法、康复训练和药物治疗等适当措施帮助患儿获得最大限度的功能改善。痉挛、运动过多、手足徐动、肌张力障碍及共济失调等可采用康复训练配合药物治疗,必要时手术治疗。

(一)物理疗法及康复训练

(1)完善的护理、充足的营养和良好的卫生。

(2)长期坚持科学的智能、语言和技能训练。

(3)采取物理疗法、体疗和按摩等促使肌肉松弛,改善下肢运动功能、步态和姿势。

(4)手指作业治疗有利于进食、穿衣、写字等与生活自理有关的动作训练。

(5)支具和矫正器可帮助控制无目的动作,改善姿势和防止畸形。

(二)药物治疗

1.下肢痉挛影响活动者

可以试用巴氯芬,自小量开始,成人 5 mg,每天 2 次口服,5 天后改为每天 3 次,以后每隔 3~5 天增加 5 mg,可用 20~30 mg/d 维持;儿童初始剂量 0.75~1.5 mg/(kg·d),此药也可鞘内注射;不良反应有嗜睡、恶心、眩晕、呼吸抑制,偶有尿潴留;或用苯海索(安坦),有中枢抗胆碱能作用,2~4 mg口服,每天 3 次;或用氯硝西泮,成人首次剂量 3 mg,静脉注射,数分钟奏效,半清除期 22~32 小时,有呼吸及心脏抑制作用。

2.震颤治疗

可试用苯海拉明。

3.运动过多

可试用氟哌啶醇、地西泮(安定)和丙戊酸钠。

4.伴发癫痫者

应给予抗癫痫药。

5.胆红素脑病(核黄疸)治疗

重症病例出生即出现黄疸、呕吐、昏睡、总胆红素迅速上升及血红蛋白下降等,应交换输血,必要时多次输血,降低血清非结合胆红素水平,保护神经系统;血清蛋白可促进胆红素结合,紫外线照射可促进间接胆红素转化。

(三)手术治疗

1.选择性脊神经后根切断术(SPR)

SPR 是显微外科技术与电生理技术结合,选择性切断脊神经后根部分与肌牵张反射有关的Ⅰa 类肌梭传入纤维,减少调节肌张力与姿势反射的 γ 环路中周围兴奋性传入,纠正皮质病变使下行抑制受损导致的肢体痉挛状态;脑性瘫痪痉挛型,如无严重系统疾病、脊柱畸形及尿便障碍,可首选 SPR 加康复训练,3~10 岁时施行为宜;患儿术前应有一定的行走能力、智力接近正常,术后坚持系统的康复训练也是治疗成功的基本条件。

2.矫形外科手术

矫形外科手术适用于内收痉挛、肌腱挛缩和内翻马蹄足等,可松解痉挛软组织,恢复肌力平衡及稳定关节。

第二节 亨廷顿病

亨廷顿病（Huntington disease，HD）又称亨廷顿舞蹈病、慢性进行性舞蹈病、遗传性舞蹈病，于1842年由 Waters 首报，1872年由美国医师 George Huntington 系统描述而得名，是一种常染色体显性遗传的基底节和大脑皮质变性疾病，临床上以隐匿起病、缓慢进展的舞蹈症、精神异常和痴呆为特征。本病呈完全外显率，受累个体的后代 50% 发病。可发生于所有人种，白种人发病率最高，我国较少见。

一、病因及发病机制

本病的致病基因 IT15 位于 4p16.3，基因的表达产物为约含 3 144 个氨基酸的多肽，命名为 Huntingtin，在 IT15 基因 5′端编码区内的三核苷酸（CAG）重复序列拷贝数异常增多。拷贝数越多，发病年龄越早，临床症状越重。在 Huntingtin 内，（CAG）n 重复编码一段长的多聚谷氨酰胺功能区，故认为本病可能由于获得了一种毒性功能所致。

二、病理及生化改变

（一）病理改变

主要位于纹状体和大脑皮质，黑质、视丘、视丘下核、齿状核亦可轻度受累。大脑皮质突出的变化为皮质萎缩，特别是第 3、5 和第 6 层神经节细胞丧失，合并胶质细胞增生。尾状核、壳核神经元大量变性、丢失。投射至外侧苍白球的纹状体传出神经元（含 γ-氨基丁酸与脑啡肽，参与间接通路）较早受累，是引起舞蹈症的基础；随疾病进展，投射至内侧苍白球的纹状体传出神经元（含 γ-氨基丁酸与 P 物质，参与直接通路）也被累及，是导致肌强直及肌张力障碍的原因。

（二）生化改变

纹状体传出神经元中 γ-氨基丁酸、乙酰胆碱及其合成酶明显减少，多巴胺浓度正常或略增加，与 γ-氨基丁酸共存的神经调质脑啡肽、P 物质亦减少，生长抑素和神经肽 Y 增加。

三、临床表现

本病好发于 30～50 岁，5%～10% 的患者于儿童和青少年发病，10% 于老年发病。患者的连续后代中有发病提前倾向,即早发现象,父系遗传的早发现象更明显,绝大多数有阳性家族史。起病隐匿,缓慢进展。无性别差异。

(一)锥体外系症状

以舞蹈样不自主运动最常见、最具特征性,通常为全身性,程度轻重不一,典型表现为手指弹钢琴样动作和面部怪异表情,累及躯干可产生舞蹈样步态,可合并手足徐动及投掷症。随着病情进展,舞蹈样不自主运动可逐渐减轻,而肌张力障碍及动作迟缓、肌强直、姿势不稳等帕金森综合征渐趋明显。

(二)精神障碍及痴呆

精神障碍可表现为情感、性格、人格改变及行为异常,如抑郁、激惹、幻觉、妄想、暴躁、冲动、反社会行为等。患者常表现出注意力减退、记忆力降低、认知障碍及智能减退,呈进展性加重。

(三)其他

快速眼球运动(扫视)常受损。可伴癫痫发作,舞蹈样不自主运动大量消耗能量可使体重明显下降,常见睡眠和(或)性功能障碍。晚期出现构音障碍和吞咽困难。

四、辅助检查

(一)基因检测

CAG 重复序列拷贝数增加,>40 具有诊断价值。该检测若结合临床特异性高、价值大,绝大多数病例可通过该方法确诊。

(二)电生理及影像学检查

EEG 呈弥漫性异常,无特异性。CT 及 MRI 扫描显示大脑皮质和尾状核萎缩,脑室扩大。MRI 的 T_2 加权像示壳核信号增强。MR 波谱(MRS)示大脑皮质及基底节乳酸水平增高。[18]F 氟-脱氧葡萄糖 PET 检测显示尾状核、壳核代谢明显降低。

五、诊断及鉴别诊断

(一)诊断

根据发病年龄,慢性进行性舞蹈样动作、精神症状和痴呆,结合家族史可诊断本病,基因检测可确诊,还可发现临床前期病例。

(二)鉴别诊断

本病应与小舞蹈病、良性遗传性舞蹈病、发作性舞蹈手足徐动症、老年性舞蹈病、肝豆状核变性、迟发性运动障碍及棘状红细胞增多症并发舞蹈症鉴别。

六、治疗

目前尚无有效治疗措施,对舞蹈症状可选用以下方法。

(1)多巴胺受体阻滞剂:氟哌啶醇 1～4 mg,每天 3 次;氯丙嗪 12.5～50 mg,每天 3 次;奋乃静 2～4 mg,每天 3 次;硫必利 0.1～0.2 g,每天 3 次;以及哌咪清等。均应从小剂量开始,逐渐增加剂量,用药过程中应注意锥体外系不良反应。

(2)中枢多巴胺耗竭剂:丁苯那嗪 25 mg,每天 3 次。

七、预后

本病尚无法治愈,病程 10～20 年,平均 15 年。

第三节 帕 金 森 病

帕金森病(Parkinson disease,PD)也称为震颤麻痹(paralysis agitans,shaking palsy),是一种常见的神经系统变性疾病,临床上特征性表现为静止性震颤、运动迟缓、肌强直及姿势步态异常。病理特征是黑质多巴胺能神经元变性缺失和路易(Lewy)小体形成。

一、研究史

本病的研究已有 190 多年的历史。1817 年,英国医师 James Parkinson 发表了经典之作《震颤麻痹的论述》(*An Essay on the Shaking Palsy*),报道了 6 例患者,首次提出震颤麻痹一词。在此之前也有零散资料介绍过多种类型瘫痪性震颤疾病,但未确切描述过 PD 的特点。中国医学对本病早已有过具体描述,但由于传播上的障碍,未被世人所知。在 Parkinson 之后,Marshall Hall 在《神经系统讲座》一书中报道一例患病 28 年的偏侧 PD 患者尸检结果,提出病变位于四叠体区。随后 Trousseau 描述了被 Parkinson 忽视的体征肌强直,还发现随疾病进展可出现智能障碍、记忆力下降和思维迟缓等。Charcot(1877)详细描述 PD 患者的语言障碍、步态改变及智力受损等特点。Lewy(1913)发现 PD 患者黑质细胞有奇特的内含物,后称为路易体,认为是 PD 的重要病理特征。

瑞典 Arvid Carlsson(1958)确定兔脑内含有 DA,而且纹状体内 DA 占脑内 70%,提出 DA 是脑内独立存在的神经递质。他因发现 DA 信号转导在运动控制中作用,成为 2000 年诺贝尔生理学或医学奖的得主之一。奥地利 Hornykiewicz(1963)发现 6 例 PD 患者纹状体和黑质部 DA 含量显著减少,认为 PD 可能由于 DA 缺乏所致,推动了抗帕金森病药物左旋多巴(L-dopa)的研制。Cotzia 等(1967)首次用 L-dopa 口服治疗本病获得良好疗效。Birkmayer 和 Cotzia(1969)又分别将苄丝肼和卡比多巴与左旋多巴合用治疗 PD,使左旋多巴用量减少 90%,不良反应明显减轻。到 1975 年 Sinemet 和 Madopar 两种左旋多巴复方制剂上市,逐渐取代了左旋多巴,成为当今治疗 PD 最有效的药物之一。

Davis 等(1979)发现,注射非法合成的麻醉药品能产生持久性帕金森病。美国 Langston 等(1983)证明化学物质 1-甲基-4-苯基-1,2,3,6-四氢吡啶(MPTP)引起的 PD。1996 年,意大利 PD 大家系研究发现致病基因 α-突触核蛋白(α-synuclein,α-SYN)突变,20 世纪 90 年代末美国和德国两个研究组先后报道 α-SYN 基因 2 个点突变(A53T,A30P)与某些家族性常染色体显性遗传 PD(ADPD)连锁,推动了遗传、环境因素、氧化应激等与 PD 发病机制的相关性研究。

二、流行病学

世界各国 PD 的流行病学资料表明,从年龄分布上看,大部分国家帕金森病人群发病率及患病率随年龄增长而增加,50 岁以上约为 500/100 000,60 岁以上约为 1 000/100 000;白种人发病率高于黄种人,黄种人高于黑种人。

我国进行的 PD 流行病学研究,选择北京、西安及上海 3 个相隔甚远的地区,在 79 个乡村和 58 个城镇,通过分层、多级、群体抽样选择 29 454 个年龄 ≥55 岁的老年人样本,应用横断层面模式进行帕金森病患病率调查。依据标准化的诊断方案,确认 277 人罹患 PD,显示 65 岁或以上的老人 PD 患病率为 1.7%,估计中国年龄在 55 岁或以上的老年人中约有 170 万人患有帕金森病。这一研究提示,中国 PD 患病率相当于发达国家的水平,修正了中国是世界上 PD 患病率最低的国家的结论。预计随着我国人口的老龄化,未来我国正面临着大量的 PD 病例,将承受更大的 PD 负担。

三、病因及发病机制

特发性帕金森病的病因未明。研究显示,农业环境(如杀虫剂和除草剂使用)以及遗传因素等是 PD 较确定的危险因素。居住农村或橡胶厂附近、饮用井水、从事田间劳动、在工业化学品厂工作等也可能是危险因素。吸烟与 PD 发病间存在负相关，被认为是保护因素，但吸烟有众多危害性，不能因 PD 的"保护因素"而提倡吸烟。饮茶和喝咖啡者患病率也较低。

本病的发病机制复杂，可能与下列因素有关。

(一)环境因素

例如，20 世纪 80 年代初美国加州一些吸毒者因误用 MPTP，出现酷似原发性 PD 的某些病理变化、生化改变、症状和药物治疗反应，给猴注射 MPTP 也出现相似效应。鱼藤酮为脂溶性，可穿过血-脑屏障，研究表明鱼藤酮可抑制线粒体复合体 I 活性，导致大量氧自由基和凋亡诱导因子产生，使 DA 能神经元变性。与 MPP^+ 结构相似的百草枯及其他吡啶类化合物，也被证明与帕金森病发病相关。利用 MPTP 和鱼藤酮制作的动物模型已成为帕金森病实验研究的有效工具。锰剂和铁剂等也被报道参与了帕金森病的发病。

(二)遗传因素

流行病学资料显示，近 10%～15% 的 PD 患者有家族史，呈不完全外显的常染色体显性或隐性遗传，其余为散发性 PD。目前已定位 13 个 PD 的基因位点，分别被命名为 PARK1-13，其中 9 个致病基因已被克隆。

1.常染色体显性遗传性帕金森病致病基因

常染色体显性遗传性帕金森病致病基因包括 α-突触核蛋白基因(PARK1/PARK4)、UCH-L1 基因(PARK5)、LRRK2 基因(PARK8)、GIGYF2 基因(PARK11)和 HTRA2/Omi 基因(PARK13)。

(1)α-突触核蛋白(PARK1)基因定位于 4 号染色体长臂 4q21～23，α-突触核蛋白可能增高 DA 能神经细胞对神经毒素的敏感性，α-突触核蛋白基因 Ala53Thr 和 Ala39Pro 突变导致 α-突触核蛋白异常沉积，最终形成路易小体。

(2)富亮氨酸重复序列激酶 2(LRRK2)基因(PARK8)，是目前为止帕金森病患者中突变频率最高的常染色体显性帕金森病致病基因，与晚发性帕金森病相关。

(3)HTRA2 也与晚发性 PD 相关。

(4)泛素蛋白 C 末端羟化酶-L1(UCH-L1)为 PARK5 基因突变，定位于 4 号染色体短臂 4p14。

2.常染色体隐性遗传性帕金森病致病基因

常染色体隐性遗传性帕金森病致病基因包括 Parkin 基因(PARK2)、PINK1

基因(PARK6)、DJ-1基因(PARK7)和ATP13A2基因(PARK9)。

(1)Parkin基因定位于6号染色体长臂6q25.2～27,基因突变常导致Parkin蛋白功能障碍,酶活性减弱或消失,造成细胞内异常蛋白质沉积,最终导致DA能神经元变性。Parkin基因突变是早发性常染色体隐性家族性帕金森病的主要病因之一。

(2)ATP13A2基因突变在亚洲人群中较为多见,与常染色体隐性遗传性早发性帕金森病相关,该基因定位在1号染色体,包含29个编码外显子,编码1 180个氨基酸的蛋白质,属于三磷腺苷酶的P型超家族,主要利用水解三磷腺苷释能驱动物质跨膜转运,ATPl3A2蛋白的降解途径主要有2个:溶酶体通路和蛋白酶体通路。蛋白酶体通路的功能障碍是导致神经退行性病变的因素之一,蛋白酶体通路E3连接酶Parkin蛋白的突变可以导致PD的发生。

(3)PINK1基因最早在3个欧洲帕金森病家系中发现,该基因突变分布广泛,在北美、亚洲及中国台湾地区均有报道,该基因与线粒体的融合、分裂密切相关,且与Parkin、DJ-1和Htra2等帕金森病致病基因间存在相互作用,提示其在帕金森病发病机制中发挥重要作用。

(4)DJ-1蛋白是氢过氧化物反应蛋白,参与机体氧化应激。DJ-1基因突变后DJ-1蛋白功能受损,增加氧化应激反应对神经元的损害。DJ-1基因突变与散发性早发性帕金森病的发病有关。

3.细胞色素P4502D6基因和某些线粒体DNA突变

细胞色素P4502D6基因和某些线粒体DNA突变可能是PD发病易感因素之一,可能使P450酶活性下降,使肝脏解毒功能受损,易造成MPTP等毒素对黑质纹状体损害。

(三)氧化应激与线粒体功能缺陷

氧化应激是PD发病机制的研究热点。自由基可使不饱和脂肪酸发生脂质过氧化(LPO),后者可氧化损伤蛋白质和DNA,导致细胞变性死亡。在正常情况下细胞内有足够的抗氧化物质,如脑内的谷胱甘肽(GSH)、谷胱甘肽过氧化物酶(GSH-PX)和超氧化物歧化酶(SOD)等,因而DA氧化产生自由基不会产生氧化应激,保证免遭自由基损伤。PD患者黑质部还原型GSH降低和LPO增加,铁离子(Fe^{2+})浓度增高和铁蛋白含量降低,使黑质成为易受氧化应激侵袭的部位。近年发现线粒体功能缺陷在PD发病中起重要作用。对PD患者线粒体功能缺陷认识源于对MPTP作用机制研究,MPTP通过抑制黑质线粒体呼吸链复合物Ⅰ活性导致PD。体外实验证实MPTP活性成分MPP^+能造成MES

23.5 细胞线粒体膜电势（$\Delta\Psi m$）下降,氧自由基生成增加。PD 患者黑质线粒体复合物 Ⅰ 活性可降低 32%～38%,复合物 Ⅰ 活性降低使黑质细胞对自由基损伤敏感性显著增加。在多系统萎缩及进行性核上性麻痹患者黑质中未发现复合物 Ⅰ 活性改变,表明 PD 黑质复合物 Ⅰ 活性降低可能是 PD 相对特异性改变。PD 患者存在线粒体功能缺陷可能与遗传和环境因素有关,研究提示 PD 患者存在线粒体 DNA 突变,复合物 Ⅰ 是由细胞核和线粒体两个基因组编码翻译,两组基因任何片段缺损都可影响复合物 Ⅰ 功能。近年来 PARK1 基因突变受到普遍重视,它的编码蛋白就位于线粒体内。

（四）免疫及炎性机制

Abramsky（1978）提出 PD 发病与免疫/炎性机制有关。研究发现 PD 患者细胞免疫功能降低,白细胞介素-1（IL-1）活性降低明显。PD 患者脑脊液（CSF）中存在抗 DA 能神经元抗体。细胞培养发现,PD 患者的血浆及 CSF 中的成分可抑制大鼠中脑 DA 能神经元的功能及生长。采用立体定向技术将 PD 患者血 IgG 注入大鼠一侧黑质,黑质酪氨酸羟化酶（TH）及 DA 能神经元明显减少,提示可能有免疫介导性黑质细胞损伤。许多环境因素如 MPTP、鱼藤酮、百草枯、铁剂等诱导的 DA 能神经元变性与小胶质细胞激活有关,小胶质细胞是脑组织主要的免疫细胞,在神经变性疾病发生中小胶质细胞不仅是简单的"反应性增生",而且参与了整个病理过程。小胶质细胞活化后可通过产生氧自由基等促炎因子,对神经元产生毒性作用。DA 能神经元对氧化应激十分敏感,而活化的小胶质细胞是氧自由基产生的主要来源。此外,中脑黑质是小胶质细胞分布最为密集的区域,决定了小胶质细胞的活化在帕金森病发生发展中有重要作用。

（五）年龄因素

PD 主要发生于中老年,40 岁以前很少发病。研究发现自 30 岁后黑质 DA 能神经元、酪氨酸羟化酶（TH）和多巴脱羧酶（DDC）活力,以及纹状体 DA 递质逐年减少,DA 的 D_1 和 D_2 受体密度减低。然而,罹患 PD 的老年人毕竟是少数,说明生理性 DA 能神经元退变不足以引起 PD。只有黑质 DA 能神经元减少 50% 以上,纹状体 DA 递质减少 80% 以上,临床才会出现 PD 症状,老龄只是 PD 的促发因素。

（六）泛素-蛋白酶体系统功能异常

泛素-蛋白酶体系统（ubiquitin-proteasome system,UPS）可选择性降低细胞内的蛋白质,在细胞周期性增殖及凋亡相关蛋白的降解中发挥重要作用。

Parkin 基因突变常导致 UPS 功能障碍,不能降解错误折叠的蛋白,错误折叠蛋白的过多异常聚集则对细胞有毒性作用,引起氧化应激增强和线粒体功能损伤。应用蛋白酶体抑制剂已经构建成模拟 PD 的细胞模型。

(七)兴奋性毒性作用

应用微透析及高压液相色谱(HPLC)检测发现,由 MPTP 制备的 PD 猴模型纹状体中兴奋性氨基酸(谷氨酸、天门冬氨酸)含量明显增高。若细胞外间隙谷氨酸浓度异常增高,过度刺激受体可对 CNS 产生明显毒性作用。动物实验发现,脑内注射微量谷氨酸可导致大片神经元坏死,谷氨酸兴奋性神经毒作用是通过 N-甲基-D-天冬氨酸受体(N-methyl-D-aspartic acid receptor,NMDA)介导的,与 DA 能神经元变性有关。谷氨酸可通过激活 NMDA 受体产生一氧化氮(NO)损伤神经细胞,并释放更多的兴奋性氨基酸,进一步加重神经元损伤。

(八)细胞凋亡

PD 发病过程存在细胞凋亡及神经营养因子缺乏等。细胞凋亡是帕金森病患者 DA 能神经元变性的基本形式,许多基因及其产物通过多种机制参与 DA 能神经元变性的凋亡过程。此外,多种迹象表明多巴胺转运体和囊泡转运体的异常表达与 DA 能神经元的变性直接相关。其他如神经细胞自噬、钙稳态失衡可能也参与帕金森病的发病。

目前,大多数学者认同帕金森病并非单一因素引起,是由遗传、环境因素、免疫/炎性因素、线粒体功能衰竭、兴奋性氨基酸毒性、神经细胞自噬及老化等多种因素通过多种机制共同作用所致。

四、病理及生化病理

(一)病理

PD 主要病理改变是含色素神经元变性、缺失,黑质致密部 DA 能神经元最显著。镜下可见神经细胞减少,黑质细胞黑色素消失,黑色素颗粒游离散布于组织和巨噬细胞内,伴不同程度神经胶质增生。正常人黑质细胞随年龄增长而减少,黑质细胞 80 岁时从原有 42.5 万减至 20 万个,PD 患者少于 10 万个,出现症状时 DA 能神经元丢失 50% 以上,蓝斑、中缝核、迷走神经背核、苍白球、壳核、尾状核及丘脑底核等也可见轻度改变。

残留神经元胞质中出现嗜酸性包涵体路易小体是本病重要的病理特点,路易小体是细胞质蛋白质组成的玻璃样团块,中央有致密核心,周围有细丝状晕圈。一个细胞有时可见多个大小不同的路易小体,见于约10%的残存细胞,黑质明显,苍白球、纹状体及蓝斑等亦可见,α-突触核蛋白和泛素是路易小体的重要组分。α-突触核蛋白在许多脑区含量丰富,多集中于神经元突触前末梢。在小鼠或果蝇体内过量表达α-突触核蛋白可产生典型的帕金森病症状。尽管α-突触核蛋白基因突变仅出现在小部分家族性帕金森病患者中,但该基因表达的蛋白是路易小体的主要成分,提示它在帕金森病发病过程中起重要作用。

(二)生化病理

PD最显著的生物化学特征是脑内DA含量减少。DA和乙酰胆碱(ACh)作为纹状体两种重要神经递质,功能相互拮抗,两者平衡对基底核环路活动起重要的调节作用。脑内DA递质通路主要为黑质-纹状体系,黑质致密部DA能神经元自血流摄入左旋酪氨酸,在细胞内酪氨酸羟化酶(TH)作用下形成左旋多巴(L-dopa)→经多巴胺脱羧酶(DDC)→DA→通过黑质-纹状体束,DA作用于壳核、尾状核突触后神经元,最后被分解成高香草酸(HVA)。由于特发性帕金森病TH和DDC减少,使DA生成减少。单胺氧化酶B(MAO-B)抑制剂减少神经元内DA分解代谢,增加脑内DA含量。儿茶酚-氧位-甲基转移酶(COMT)抑制剂减少L-dopa外周代谢,维持L-dopa稳定血浆浓度(图4-1),可用于PD治疗。

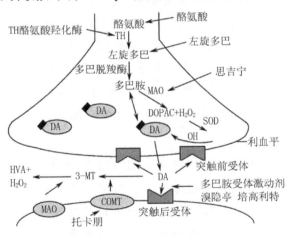

图 4-1 多巴胺的合成和代谢

PD患者黑质DA能神经元变性丢失,黑质-纹状体DA通路变性,纹状体DA含量显著降低(>80%),使ACh系统功能相对亢进,是导致肌张力增高、动作减少等运动症状的生化基础。此外,中脑-边缘系统和中脑-皮质系统DA含量亦显著减少,可能导致智能减退、行为情感异常、言语错乱等高级神经活动障碍。

DA 递质减少程度与患者症状严重度一致,病变早期通过 DA 更新率增加(突触前代偿)和 DA 受体失神经后超敏现象(突触后代偿),临床症状可能不明显(代偿期),随疾病的进展可出现典型 PD 症状(失代偿期)。基底核其他递质或神经肽如去甲肾上腺素(NE)、5-羟色胺(5-HT)、P 物质(SP)、脑啡肽(ENK)、生长抑素(SS)等也有变化。

五、临床表现

帕金森病通常在 40～70 岁发病,60 岁后发病率增高,在 30 多岁前发病者少见,男性略多。起病隐袭,发展缓慢,主要表现静止性震颤、肌张力增高、运动迟缓和姿势步态异常等,症状出现孰先孰后可因人而异。首发症状以震颤最多见(60%～70%),其次为步行障碍(12%)、肌强直(10%)和运动迟缓(10%)。症状常自一侧上肢开始,逐渐波及同侧下肢、对侧上肢与下肢,呈 N 字形的进展顺序(65%～70%);25%～30%的病例可自一侧的下肢开始,两侧下肢同时开始极少见,不少病例疾病晚期症状仍存在左右差异。

(一)静止性震颤

静止性震颤常为 PD 的首发症状,多由一侧上肢远端(手指)开始,逐渐扩展到同侧下肢及对侧肢体,上肢震颤幅度较下肢明显,下颌、口唇、舌及头部常最后受累。典型表现静止性震颤,拇指与屈曲示指呈搓丸样(pill-rolling)动作,节律 4～6 Hz,静止时出现,精神紧张时加重,随意动作时减轻,睡眠时消失;常伴交替旋前与旋后、屈曲与伸展运动。令患者活动一侧肢体如握拳或松拳,可引起另一侧肢体出现震颤,该试验有助于发现早期轻微震颤。少数患者尤其 70 岁以上发病者可能不出现震颤。部分患者可合并姿势性震颤。

(二)肌强直

锥体外系病变导致屈肌与伸肌张力同时增高,关节被动运动时始终保持阻力增高,似弯曲软铅管,称为铅管样强直。若患者伴有震颤,检查者感觉在均匀阻力中出现断续停顿,如同转动齿轮,称为齿轮样强直,是肌强直与静止性震颤叠加所致。这两种强直与锥体束受损的折刀样强直不同,后者可伴腱反射亢进及病理征。以下的临床试验有助于发现轻微的肌强直:①令患者运动对侧肢体,被检肢体肌强直可更明显;②头坠落试验:患者仰卧位,快速撤离头下枕头时头常缓慢落下,而非迅速落下;③令患者把双肘置于桌上,使前臂与桌面成垂直位,两臂及腕部肌肉尽量放松,正常人此时腕关节与前臂约成 90°角屈曲,PD 患者腕关节或多或少保持伸直,好像竖立的路标,称为"路标现象"。老年患者肌强直可能引起关节疼痛,是肌张力增高使关节血供受阻所致。

(三)运动迟缓

表现为随意动作减少,包括始动困难和运动迟缓,因肌张力增高、姿势反射障碍出现一系列特征性运动障碍症状,如起床、翻身、步行和变换方向时运动迟缓,面部表情肌活动减少,常双眼凝视,瞬目减少,呈面具脸;以及手指精细动作如扣纽扣、系鞋带等困难,书写时字越写越小,称为写字过小征等。口、咽、腭肌运动障碍,使讲话缓慢,语音低沉单调,流涎等,严重时吞咽困难。

(四)姿势步态异常

患者四肢、躯干和颈部肌强直呈特殊屈曲体姿,头部前倾,躯干俯屈,上肢肘关节屈曲,腕关节伸直,前臂内收,指间关节伸直,拇指对掌。下肢髋关节与膝关节均略呈弯曲,随疾病进展姿势障碍加重,晚期自坐位、卧位起立困难。早期下肢拖曳,逐渐变为小步态,起步困难,起步后前冲,愈走愈快,不能及时停步或转弯,称慌张步态,行走时上肢摆动减少或消失;因躯干僵硬,转弯时躯干与头部连带小步转弯,与姿势平衡障碍导致重心不稳有关。患者害怕跌倒,遇小障碍物也要停步不前。

(五)非运动症状

PD的非运动症状包括疾病早期常出现的嗅觉减退、快动眼期睡眠行为障碍、便秘等症状。

(1)嗅觉缺失经常出现在运动症状前,是PD的早期特征,嗅觉检测作为一种可能的生物学标记物,有助于将来对PD高危人群的识别。

(2)抑郁症在PD患者中常见,约占患者的50%,多为疾病本身的表现,患者可能同时伴有5-羟色胺递质功能减低;通常应用5-羟色胺再摄取抑制剂,如舍曲林50 mg、西酞普兰20 mg等治疗可改善。运动症状好转常可使抑郁症状缓解。

(3)快动眼期睡眠行为障碍(RBD)可见于30%的PD患者,20%~38%的RBD患者可能发展为PD。与正常人相比,RBD患者存在明显的嗅觉障碍、颜色辨别力及运动速度受损。功能影像学显示特发性RBD患者纹状体内存在多巴胺转运体减少,RBD同样可能是PD的早期标志物,其确切的病理基础尚不清楚,可能与蓝斑下核及桥脚核等下位脑干病变有关。

(4)便秘是PD患者的常见症状,具有顽固性、反复性、波动性及难治性等特点。可能与肠系膜神经丛的神经元变性导致胆碱能功能降低,胃肠道蠕动减弱有关,此外,抗胆碱药等抗帕金森病药物可使蠕动功能下降,加重便秘。

（5）其他症状：诸如皮脂腺、汗腺分泌亢进引起脂颜、多汗，交感神经功能障碍导致直立性低血压等；部分患者晚期出现轻度认知功能减退或痴呆、视幻觉等，通常不严重。

（六）辅助检查

（1）PD 患者的 CT、MRI 检查通常无特征性异常。

（2）生化检测：高效液相色谱-电化学法（HPLC-EC）检测患者 CSF 和尿中高香草酸（HVA）含量降低，放免法检测 CSF 中生长抑素含量降低。血及脑脊液常规检查无异常。

（3）基因及生物标志物：家族性 PD 患者可采用 DNA 印迹技术、PCR、DNA 序列分析等检测基因突变。采用蛋白组学等技术检测血清、CSF、唾液中 α-突触核蛋白、DJ-1 等潜在的早期 PD 生物学标志物。

（4）超声检查可见对侧中脑黑质的高回声（图 4-2）。

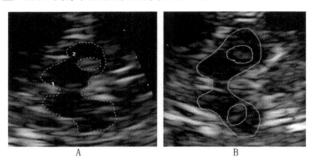

图 4-2　帕金森的超声表现

A.偏侧帕金森病对侧中脑黑质出现高回声；B.双侧帕金森病两侧中脑黑质出现高回声

（5）功能影像学检测：①DA 受体功能显像：PD 纹状体 DA 受体，主要是 D_2 受体功能发生改变，PET 和 SPECT 可动态观察 DA 受体，SPECT 较简便经济，特异性 D_2 受体标志物 ^{123}I Iodobenzamide（^{123}I-IBZM）合成使 SPECT 应用广泛。②DA 转运体（dopa-mine transporter，DAT）功能显像：纹状体突触前膜 DAT 可调控突触间隙中 DA 有效浓度，使 DA 对突触前和突触后受体发生时间依赖性激动，早期 PD 患者 DAT 功能较正常下降 $31\%\sim65\%$，应用 ^{123}I-β-CIT PET 或 ^{99m}Tc-TRODAT-1 SPECT 可检测 DAT 功能，用于 PD 早期和亚临床诊断（图 4-3）。③神经递质功能显像：^{18}F-dopa 透过血-脑屏障入脑，多巴脱羧酶将 ^{18}F-dopa 转化为 ^{18}F-DA，PD 患者纹状体区 ^{18}F-dopa 放射性聚集较正常人明显减低,提示多巴脱羧酶活性降低。

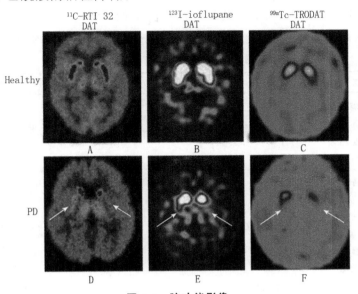

图 4-3 脑功能影像

显示帕金森病患者的纹状体区 DAT 活性降低

(6)药物试验:目前临床已很少采用。

左旋多巴试验:①试验前 24 小时停用左旋多巴、多巴胺受体激动剂、抗胆碱能药、抗组胺药;②试验前 30 分钟和试验开始前各进行 1 次临床评分;③早 8~9 时患者排尿便,然后口服 375~500 mg 多巴丝肼;④服药 45~150 分钟按 UPDRS-Ⅲ量表测试患者的运动功能;⑤病情减轻为阳性反应。

多巴丝肼弥散剂试验:药物吸收快,很快达到有效浓度,代谢快,用药量较小,可短时间(10~30 分钟)内确定患者对左旋多巴反应。对 PD 诊断、鉴别诊断及药物选择等有价值。

阿扑吗啡试验:①②项同左旋多巴试验;③皮下注射阿扑吗啡 2 mg;④用药后 30~120 分钟,测试患者的运动功能,病情减轻为阳性反应,如阴性可分别隔 4 小时用 3 mg、5 mg 或 10 mg 阿扑吗啡重复试验。

六、诊断及鉴别诊断

(一)诊断

英国帕金森病协会脑库(UKPDBB)诊断标准以及中国帕金森病诊断标准均依据中老年发病,缓慢进展性病程,必备运动迟缓及至少具备静止性震颤、肌强

直或姿势步态障碍中的一项,结合对左旋多巴治疗敏感即可作出临床诊断
(表 4-1)。联合嗅觉、经颅多普勒超声及功能影像(PET/SPECT)检查有助于早
期发现临床前帕金森病。帕金森病的临床与病理诊断符合率约为 80%。

表 4-1　英国 PD 协会脑库(UKPDBB)临床诊断标准

包括标准	排除标准	支持标准
· 运动迟缓(随意运动启动缓慢,伴随重复动作的速度和幅度进行性减少)	· 反复卒中病史,伴随阶梯形进展的 PD 症状	确诊 PD 需具备以下 3 个或 3 个以上的条件
· 并至少具备以下中的一项:肌强直;4～6 Hz 静止性震颤;不是由于视力、前庭或本体感觉障碍导致的姿势不稳	· 反复脑创伤病史	· 单侧起病
	· 明确的脑炎病史	· 静止性震颤
	· 动眼危象	· 疾病逐渐进展
	· 在服用抗精神病类药物过程中出现症状	· 持久性的症状不对称,以患侧受累更重
	· 一个以上的亲属发病	· 左旋多巴治疗有明显疗效(70%～100%)
	· 病情持续好转	· 严重的左旋多巴诱导的舞蹈症
	· 起病 3 年后仍仅表现单侧症状	· 左旋多巴疗效持续 5 年或更长时间
	· 核上性凝视麻痹	· 临床病程 10 年或更长时间
	· 小脑病变体征	
	· 疾病早期严重的自主神经功能紊乱	
	· 早期严重的记忆、语言和行为习惯紊乱的痴呆	
	· Batinski 征阳性	
	· CT 扫描显示脑肿瘤或交通性脑积水	
	· 大剂量左旋多巴治疗无效(排除吸收不良导致的无效)	
	· MPTP 接触史	

(二)鉴别诊断

PD 主要须与其他原因引起的帕金森综合征鉴别(表 4-2)。在所有帕金森综合征中,约 75% 为原发性帕金森病,约 25% 为其他原因引起的帕金森综合征。

表 4-2 帕金森病与帕金森综合征的分类

1.原发性帕金森综合征
- 原发性帕金森病
- 少年型帕金森综合征

2.继发性(后天性、症状性)帕金森综合征
- 感染:脑炎后、慢病毒感染
- 药物:神经安定剂(吩噻嗪类及丁酰苯类)、利血平、甲氧氯普胺、α-甲基多巴、锂剂、氟桂利嗪、桂利嗪
- 毒物:MPTP 及其结构类似的杀虫剂和除草剂、一氧化碳、锰、汞、二硫化碳、甲醇、乙醇
- 血管性:多发性脑梗死、低血压性休克
- 创伤:拳击性脑病
- 其他:甲状旁腺功能异常、甲状腺功能减退、肝脑变性、脑瘤、正压性脑积水

3.遗传变性性帕金森综合征
- 常染色体显性遗传路易小体病、亨廷顿病、肝豆状核变性、Hallervorden-Spatz 病、橄榄脑桥小脑萎缩、脊髓小脑变性、家族性基底核钙化、家族性帕金森综合征伴外周神经病、神经棘红细胞增多症、苍白球黑质变性

4.多系统变性(帕金森叠加征群)
- 进行性核上性麻痹、Shy-Drager 综合征、纹状体黑质变性、帕金森综合征-痴呆-肌萎缩性侧索硬化复合征、皮质基底核变性、阿尔茨海默病、偏侧萎缩-偏侧帕金森综合征

1.继发性帕金森综合征

有明确的病因可寻,如感染、药物、中毒、脑动脉硬化、创伤等。继发于甲型脑炎(即昏睡性脑炎)后的帕金森综合征,目前已罕见。多种药物均可导致药物性帕金森综合征,一般是可逆的。在拳击手中偶见头部创伤引起的帕金森综合征。老年人基底核区多发性腔隙性梗死可引起血管性帕金森综合征,患者有高血压、动脉硬化及卒中史,步态障碍较明显,震颤少见,常伴锥体束征。

2.伴发于其他神经变性疾病的帕金森综合征

不少神经变性疾病具有帕金森综合征表现。这些神经变性疾病各有其特点,有些为遗传性,有些为散发的,除程度不一的帕金森症状外,还有其他症状,如不自主运动、垂直性眼球凝视障碍(见于进行性核上性麻痹)、直立性低血压(Shy-Drager 综合征)、小脑性共济失调(橄榄脑桥小脑萎缩)、出现较早且严重的痴呆(路易体痴呆)、角膜色素环(肝豆状核变性)、皮质复合感觉缺失、锥体束征

和失用、失语(皮质基底核变性)等。此外,所伴发的帕金森病症状,经常以强直、少动为主,静止性震颤很少见,对左旋多巴治疗不敏感。

3.早期患者须与原发性震颤、抑郁症、脑血管病鉴别

(1)原发性震颤较常见,约 1/3 的患者有家族史,在各年龄期均可发病,姿势性或动作性震颤为唯一的表现,无肌强直和运动迟缓,饮酒或用普萘洛而后震颤可显著减轻。

(2)抑郁症可伴表情贫乏、言语单调、随意运动减少,但无肌强直和震颤,抗抑郁剂治疗有效。

(3)早期帕金森病症状限于一侧肢体,患者常主诉一侧肢体无力或不灵活,若无震颤,易误诊为脑血管病,询问原发病和仔细体检易于鉴别。

七、治疗原则

帕金森病的治疗原则是采取综合治疗,包括药物治疗、手术治疗、康复治疗、心理治疗等,目前应用的所有治疗手段,只能改善症状,不能阻止病情发展。其中药物治疗是首选的主要的治疗手段。

八、药物治疗

(一)药物治疗原则

应从小剂量开始,缓慢递增,以较小剂量达到较满意的疗效。治疗应考虑个体化特点,用药选择不仅要考虑病情特点,还要考虑患者的年龄、就业状况、经济承受能力等因素。药物治疗目标是延缓疾病进展、控制症状,并尽可能延长症状控制的年限,同时尽量减少药物不良反应和并发症。

(二)保护性治疗

目的是延缓疾病发展,改善患者症状。原则上,帕金森病一旦被诊断就应及早进行保护性治疗。目前临床应用的保护性治疗药物主要是单胺氧化酶 B 型(MAO-B)抑制剂。曾报道司来吉兰＋维生素 E 疗法(deprenyl and tocopherol an-tioxidation therapy of parkinsonism,DATATOP)可推迟使用左旋多巴、延缓疾病发展约 9 个月,可用于早期轻症 PD 患者;但司来吉兰的神经保护作用仍未定论。多巴胺受体激动剂和辅酶 Q_{10} 也可能有神经保护作用。

(三)症状性治疗

症状性治疗选择药物的原则如下。

(1)老年前期(年龄＜65 岁)患者,且不伴智能减退,可以选择:①多巴胺受

体激动剂;②MAO-B抑制剂司来吉兰,或加用维生素E;③复方左旋多巴＋儿茶酚-氧位-甲基转移酶(COMT)抑制剂;④金刚烷胺和(或)抗胆碱能药:震颤明显而其他抗帕金森病药物效果不佳时,可试用抗胆碱能药;⑤复方左旋多巴:一般在①、②、④方案治疗效果不佳时加用。在某些患者,如果出现认知功能减退,或因特殊工作之需,需要显著改善运动症状,复方左旋多巴也可作为首选。

(2)老年期(年龄≥65岁)患者或伴智能减退:首选复方左旋多巴,必要时可加用多巴胺受体激动剂、MAO-B抑制剂或COMT抑制剂。尽可能不用苯海索,尤其老年男性患者,除非有严重震颤,并明显影响患者的日常生活或工作能力时。

(四)治疗药物

1.抗胆碱能药

抑制ACh的活力,可提高脑内DA的效应和调整纹状体内的递质平衡,临床常用盐酸苯海索(安坦,artane)。对震颤和强直有效,对运动迟缓疗效较差,适于震颤明显年龄较轻的患者。常用1～2 mg口服,每天3次。该药改善症状短期效果较明显,但常见口干、便秘和视物模糊等不良反应,偶可见神经精神症状。闭角型青光眼及前列腺肥大患者禁用。中国指南建议苯海索由于有较多的不良反应,尽可能不用,尤其老年男性患者。

2.金刚烷胺

促进神经末梢DA释放,阻止再摄取,可轻度改善少动、强直和震颤等。起始剂量50 mg,每天2～3次,1周后增至100 mg,每天2～3次,一般不超过300 mg/d,老年人不超过200 mg/d。药效可维持数月至一年。不良反应较少,如不安、意识模糊、下肢网状青斑、踝部水肿和心律失常等,肾功能不全、癫痫、严重胃溃疡和肝病患者慎用,哺乳期妇女禁用。

3.左旋多巴(L-dopa)及复方左旋多巴

PD患者迟早要用到L-dopa治疗。L-dopa可透过血-脑屏障,被脑DA能神经元摄取后脱羧变为DA,改善症状,对震颤、强直、运动迟缓等运动症状均有效。由于95%以上的L-dopa在外周脱羧成为DA,仅约1%通过血-脑屏障进入脑内,为减少外周不良反应,增强疗效,多用L-dopa与外周多巴脱羧酶抑制剂(DCI)按4:1制成的复方左旋多巴制剂,用量较L-dopa减少3/4。

(1)复方左旋多巴剂型包括标准片、控释片、水溶片等。

标准片:多巴丝肼(Madopar)由L-dopa与苄丝肼按4:1组成,多巴丝肼250为L-dopa 200 mg加苄丝肼50 mg,多巴丝肼125为L-dopa 100 mg加苄丝肼 25 mg；国产多巴丝肼胶囊成分与多巴丝肼相同。息宁（Sinemet）250 和 Sinemet 125 是由 L-dopa 与卡比多巴按 4：1 组成。

控释片：有多巴丝肼液体动力平衡系统（madopar-HBS）和息宁控释片（sinemet CR）。①多巴丝肼-HBS：剂量为 125 mg，由 L-dopa100 mg 加苄丝肼 25 mg 及适量特殊赋形剂组成。口服后药物在胃内停留时间较长，药物基质表面先形成水化层，通过弥散作用逐渐释放，在小肠 pH 较高的环境中逐渐被吸收。多种因素可影响药物的吸收，如药物溶解度、胃液与肠液的 pH、胃排空时间等。本品不应与制酸药同时服用。②息宁控释片（sinemet CR）：L-dopa 200 mg 加卡比多巴 50 mg，制剂中加用单层分子基质结构，药物不断溶释，达到缓释效果，口服后 120～150 分钟达到血浆峰值浓度；片中间有刻痕，可分为半片服用。

水溶片：弥散型多巴丝肼，剂量为 125 mg，由 L-dopa 100 mg 加苄丝肼 25 mg 组成。其特点是易在水中溶解，吸收迅速，很快达到治疗阈值浓度。

（2）用药时机：何时开始复方左旋多巴治疗尚有争议，长期用药会产生疗效减退、症状波动及异动症等运动并发症。一般应根据患者年龄、工作性质、症状类型等决定用药。年轻患者可适当推迟使用，患者因职业要求不得不用 L-dopa 时应与其他药物合用，减少复方左旋多巴剂量。年老患者可早期选用 L-dopa，因发生运动并发症机会较少，对合并用药耐受性差。

（3）用药方法：从小剂量开始，根据病情逐渐增量，用最低有效量维持。

标准片：复方左旋多巴开始用 62.5 mg（1/4 片），每天 2～4 次，根据需要逐渐增至 125 mg，每天 3～4 次；最大剂量一般不超过 250 mg，每天 3～4 次；空腹（餐前 1 小时或餐后 2 小时）用药疗效好。

控释片：优点是减少服药次数，有效血药浓度稳定，作用时间长，可控制症状波动；缺点是生物利用度较低，起效缓慢，标准片转换成为控释片时每天剂量应相应增加并提前服用；适于症状波动或早期轻症患者。

水溶片：易在水中溶解，吸收迅速，10 分钟起效，作用维持时间与标准片相同，该剂型适用于有吞咽障碍或置鼻饲管、清晨运动不能、"开-关"现象和剂末肌张力障碍患者。

（4）运动并发症及其他药物不良反应：主要有周围性和中枢性两类，前者为恶心、呕吐、低血压、心律失常（偶见）；后者有症状波动、异动症和精神症状等。前者的不良反应可以通过小剂量开始渐增剂量、餐后服药、加用多潘立酮等可避免或减轻上述症状。后者的不良反应都在长期用药后发生，一般经过 5 年治疗后，约 50％患者会出现症状波动或异动症等运动并发症。

4.DA 受体激动剂

DA 受体包括 5 种类型，D_1 受体和 D_2 受体亚型与 PD 治疗关系密切。DA 受体激动剂特点：①直接刺激纹状体突触后 DA 受体，不依赖于多巴脱羧酶将 L-dopa 转化为 DA 发挥效应；②血浆半衰期（较复方左旋多巴）长；③推测可持续而非波动性刺激 DA 受体，预防或延迟运动并发症发生；PD 早期单用 DA 受体激动剂有效，若与复方左旋多巴合用，可提高疗效，减少复方左旋多巴用量，且可减少或避免症状波动或异动症的发生。

(1)适应证：PD 后期患者用复方左旋多巴治疗产生症状波动或异动症，加用 DA 受体激动剂可减轻或消除症状，减少复方左旋多巴用量。疾病后期黑质纹状体 DA 能系统缺乏多巴脱羧酶，不能把外源性 L-dopa 脱羧转化为 DA，用复方左旋多巴无效，用 DA 受体激动剂可能有效。发病年纪轻的早期患者可单独应用，应从小剂量开始，渐增量至获得满意疗效。不良反应与复方左旋多巴相似，症状波动和异动症发生率低，直立性低血压和精神症状发生率较高。

(2)该类药物有两种类型：麦角类 DA 受体激动剂和非麦角类 DA 受体激动剂。目前大多推荐非麦角类 DA 受体激动剂，尤其是年轻患者病程初期。这类长半衰期制剂能避免对纹状体突触后膜 DA 受体产生"脉冲"样刺激，从而预防或减少运动并发症的发生。麦角类 DA 受体激动剂可导致心脏瓣膜病和肺胸膜纤维化，多不主张使用。

非麦角类：被美国神经病学学会、运动障碍学会，以及我国帕金森病治疗指南推荐为一线治疗药物。①普拉克索：为新一代选择性 D_2、D_3 受体激动剂，开始 0.125 mg，每天 3 次，每周增加 0.125 mg，逐渐加量至 0.5～1.0 mg，每天 3 次，最大不超过 4.5 mg/d；服用左旋多巴的 PD 晚期患者加服普拉克索可改善左旋多巴不良反应，对震颤和抑郁有效。②罗匹尼罗：用于早期或进展期 PD，开始 0.25 mg，每天 3 次，逐渐加量至 2～4 mg，每天 3 次，症状波动和异动症发生率低，常见意识模糊、幻觉及直立性低血压。③吡贝地尔（泰舒达缓释片）：为缓释型选择性 D_2、D_3 受体激动剂，对中脑-皮质和边缘叶通路 D_3 受体有激动效应，改善震颤作用明显，对强直和少动也有作用；初始剂量 50 mg，每天 1 次，第 2 周增至 50 mg，每天 2 次，有效剂量 150 mg/d，分 3 次口服，最大不超过 250 mg/d。④罗替戈汀：为一种透皮贴剂，有 4.5 mg/10 cm²，9 mg/20 cm²，13.5 mg/30 cm²，18 mg/40 cm² 等规格；早期使用 4.5 mg/10 cm²，以后视病情发展及治疗反应可增大剂量，均每天 1 贴；治疗 PD 优势为可连续、持续释放药物，消除首关效应，提供稳态血药水平，避免对 DA 受体脉冲式刺激，减少口服药治疗突然"中断"状态，减少服左旋多巴等药物易引起运动波动、"开-关"现象等。⑤阿扑吗啡：为 D_1 和 D_2 受体激动剂，可显著减少"关期"状态，对症状波动，尤其"开-关"现象和肌张力障碍疗效明显，采取笔式注射法给药后 5～15 分钟起效，有效作用时间 60 分钟，每次给药 0.5～2 mg，每天可用多次，便携式微泵皮下持续灌注可使患者每天保持良好运动功能；也可经鼻腔给药。

麦角类：①溴隐亭。D_2 受体激动剂，开始 0.625 mg/d，每隔 3～5 天增加 0.625 mg，通常治疗剂量 7.5～15 mg/d，分 3 次口服；不良反应与左旋多巴类似，错觉和幻觉常见，精神病病史患者禁用，相对禁忌证包括近期心肌梗死、严重周围血管病和活动性消化性溃疡等。②α-二氢麦角隐亭：2.5 mg，每天 2 次，每隔 5 天增加 2.5 mg，有效剂量 30～50 mg/d，分 3 次口服。上述四种药物之间的参考剂量转换为：吡贝地尔：普拉克索：溴隐亭：α-二氢麦角隐亭为 100：1：10：60。③卡麦角林：是所有 DA 受体激动剂中半衰期最长（70 小时），作用时间最长，适于 PD 后期长期应用复方左旋多巴产生症状波动和异动症患者，有效剂量 2～10 mg/d，平均 4 mg/d，只需每天 1 次，较方便。④利舒脲：具有较强的选择性 D_2 受体激动作用，对 D_1 受体作用很弱。按作用剂量比，其作用较溴隐亭强 10～20 倍，但作用时间短于溴隐亭；其 $t_{1/2}$ 短（平均 2.2 小时），该药为水溶性，可静脉或皮下输注泵应用，主要用于因复方左旋多巴治疗出现明显的"开-关"现象者；治疗须从小剂量开始，0.05～0.1 mg/d，逐渐增量，平均有效剂量为 2.4～4.8 mg/d。

5.单胺氧化酶 B（MAO-B）抑制剂

抑制神经元内 DA 分解，增加脑内 DA 含量。合用复方左旋多巴有协同作用，减少 L-dopa 约 1/4 用量，延缓"开-关"现象。MAO-B 抑制剂中的司来吉兰即丙炔苯丙胺 2.5～5 mg，每天 2 次，因可引起失眠，不宜傍晚服用。不良反应有口干、胃纳少和直立性低血压等，胃溃疡患者慎用。该药可与左旋多巴合用，亦可单独应用，可缓解 PD 症状，也可能有神经保护作用。第二代 MAO-B 抑制剂雷沙吉兰已投入临床应用，其作用优于第 1 代司来吉兰 5～10 倍，对各期 PD 患者症状均有改善作用，也可能有神经保护作用；其代谢产物为一种无活性非苯丙胺物质 Aminoindan，安全性较第 1 代 MAO-B 抑制剂好。唑尼沙胺原为抗癫痫药，偶然发现应用唑尼沙胺 300 mg/d 有效控制癫痫的同时，也显著改善 PD 症状，抗 PD 机制证实为抑制 MAO-B 活性。

6.儿茶酚-氧位-甲基转移酶（COMT）抑制剂

COMT 是由脑胶质细胞分泌参与 DA 分解酶之一。COMT 抑制剂通过抑制脑内、脑外 COMT 活性，提高左旋多巴生物利用度，显著改善左旋多巴疗效。

COMT 抑制剂本身不会对 CNS 产生影响,在外周主要阻止左旋多巴被 COMT 催化降解成 3-氧甲基多巴。须与复方左旋多巴合用,单独使用无效,用药次数一般与复方左旋多巴次数相同。主要用于中晚期 PD 患者的剂末现象、"开-关"现象等症状波动的治疗,可使"关"期时限缩短,"开"期时限增加,也推荐用于早期 PD 患者初始治疗,希望通过持续 DA 能刺激(CDS),以推迟出现症状波动等运动并发症,但尚有待进一步研究证实。①恩他卡朋:亦名珂丹,是周围 COMT 抑制剂,100~200 mg 口服;可提高 CNS 对血浆左旋多巴利用,提高血药浓度,增强左旋多巴疗效,减少临床用量;该药耐受性良好,主要不良反应是胃肠道症状,尿色变浅,但无严重肝功能损害报道。②托卡朋:亦名答是美,100~200 mg 口服;该药是治疗 PD 安全有效的辅助药物,不良反应有腹泻、意识模糊、转氨酶升高,偶有急性重症肝炎报道,应注意肝脏毒副作用,用药期间须监测肝功能。

7.腺苷 A_{2A} 受体阻滞剂

腺苷 A_{2A} 受体在基底核选择性表达,与运动行为有关。多项证据表明,阻断腺苷 A_{2A} 受体能够减轻 DA 能神经元的退变。

伊曲茶碱是一种新型腺苷 A_{2A} 受体阻滞剂,可明显延长 PD 患者"开期"症状,缩短"关期",具有良好安全性和耐受性,临床上已用于 PD 治疗。

(五)治疗策略

1.早期帕金森病治疗(Hoehn&Yahr Ⅰ~Ⅱ级)

疾病早期若病情未对患者造成心理或生理影响,应鼓励患者坚持工作,参与社会活动和医学体疗(关节活动、步行、平衡及语言锻炼、面部表情肌操练、太极拳等),可暂缓用药。若疾病影响患者的日常生活和工作能力,应开始症状性治疗。

2.中期帕金森病治疗(Hoehn&Yahr Ⅲ级)

若在早期阶段首选 DA 受体激动剂、司来吉兰或金刚烷胺/抗胆碱能药治疗的患者,发展至中期阶段时症状改善往往已不明显,此时应添加复方左旋多巴治疗;若在早期阶段首选小剂量复方左旋多巴治疗患者,应适当增加剂量,或添加 DA 受体激动剂、司来吉兰或金刚烷胺,或 COMT 抑制剂。

3.晚期帕金森病治疗(Hoehn&Yahr Ⅳ~Ⅴ级)

晚期帕金森病临床表现极复杂,包括疾病本身进展,也有药物不良反应因素。晚期患者治疗,一方面继续力求改善运动症状,另一方面需处理伴发的运动并发症和非运动症状。

(六)运动并发症治疗

运动并发症,如症状波动和异动症是晚期 PD 患者治疗中最棘手的问题,包括药物剂量、用法等治疗方案调整及手术治疗(主要是脑深部电刺激术)。

1.症状波动的治疗

症状波动有 3 种形式。

(1)疗效减退或剂末恶化:指每次用药的有效作用时间缩短,症状随血液药物浓度发生规律性波动,可增加每天服药次数或增加每次服药剂量或改用缓释剂,也可加用其他辅助药物。

(2)"开-关"现象:指症状在突然缓解("开期")与加重("关期")之间波动,开期常伴异动症;多见于病情严重者,发生机制不详,与服药时间、血浆药物浓度无关;处理困难,可试用 DA 受体激动剂。

(3)冻结现象:患者行动踌躇,可发生于任何动作,突出表现是步态冻结,推测是情绪激动使细胞过度活动,增加去甲肾上腺素能介质输出所致;若冻结现象发生在复方左旋多巴剂末期,伴 PD 其他体征,增加复方左旋多巴单次剂量可使症状改善;若发生在"开期",减少复方左旋多巴剂量,加用 MAO-B 抑制剂或 DA 受体激动剂或许有效,部分患者经过特殊技巧训练也可改善。

2.异动症的治疗

异动症(abnormal involuntary movements,AIMs)又称为运动障碍,常表现舞蹈-手足徐动症样、肌张力障碍样动作,可累及头面部、四肢及躯干。

(1)异动症常见的 3 种形式:①剂峰异动症或改善—异动症—改善(improvement-dyskinesia-improvement,I-D-I)。常出现在血药浓度高峰期(用药 1~2 小时),与用药过量或 DA 受体超敏有关,减少复方左旋多巴单次剂量可减轻异动症,晚期患者治疗窗较窄,减少剂量虽有利于控制异动症,但患者往往不能进入"开期",故减少复方左旋多巴剂量时需加用 DA 受体激动剂。②双相异动症或异动症—改善—异动症(dyskinesia-improvement-dyskinesia,D-I-D):剂峰和剂末均可出现,机制不清,治疗困难,可尝试增加复方左旋多巴每次剂量或服药次数,或加用 DA 受体激动剂。③肌张力障碍(dystonia):常表现足或小腿痛性痉挛,多发生于清晨服药前,可睡前服用复方左旋多巴控释剂或长效 DA 受体激动剂,或起床前服用弥散型多巴丝肼或标准片;发生于剂末或剂峰的肌张力障碍可相应增减复方左旋多巴用量。

(2)不常见的异动症的 3 种形式:①反常动作可能由于情绪激动使神经细胞产生或释放 DA 引起少动现象短暂性消失;②少动危象:患者较长时间不能动,

与情绪改变无关,是 PD 严重的少动类型,可能由于纹状体 DA 释放耗竭所致; ③出没现象:表现出没无常的少动,与服药时间无关。

(七)非运动症状治疗

帕金森病的非运动症状主要包括精神障碍、自主神经功能障碍、睡眠障碍等。

1.精神障碍的治疗

PD 患者的精神症状表现形式多种多样,如生动梦境、抑郁、焦虑、错觉、幻觉、欣快、轻躁狂、精神错乱及意识模糊等。治疗原则:首先考虑依次逐减或停用抗胆碱能药、金刚烷胺、DA 受体激动剂、司来吉兰等抗帕金森病药物;若采取以上措施患者仍有症状,可将复方左旋多巴逐步减量;经药物调整无效的严重幻觉、精神错乱、意识模糊可加用非经典抗精神病药,如氯氮平、喹硫平;氯氮平被 B 级推荐,可减轻意识模糊和精神障碍,不阻断 DA 能药效,可改善异动症,但需定期监测粒细胞;喹硫平被 C 级推荐,不影响粒细胞数;奥氮平不推荐用于 PD 精神症状治疗(B 级推荐)。抑郁、焦虑、痴呆等可为疾病本身表现,用药不当可能加重。精神症状常随运动症状波动,"关期"出现抑郁、焦虑,"开期"伴欣快、轻躁狂,改善运动症状常使这些症状缓解。较重的抑郁症、焦虑症可用 5-羟色胺再摄取抑制剂。对认知障碍和痴呆可应用胆碱酯酶抑制剂,如石杉碱甲、多奈哌齐、利斯的明或加兰他敏。

2.自主神经功能障碍治疗

自主神经功能障碍常见便秘、排尿障碍及直立性低血压等。便秘增加饮水量和高纤维含量食物对大部分患者有效,停用抗胆碱能药,必要时应用通便剂;排尿障碍患者需减少晚餐后摄水量,可试用奥昔布宁、莨菪碱等外周抗胆碱能药;直立性低血压患者应增加盐和水摄入量,睡眠时抬高头位,穿弹力裤,从卧位站起宜缓慢,α肾上腺素能激动剂米多君治疗有效。

3.睡眠障碍治疗

睡眠障碍治疗较常见,主要为失眠和快速眼动期睡眠行为异常(RBD),可应用镇静安眠药。失眠若与夜间帕金森病运动症状相关,睡前需加用复方左旋多巴控释片。若伴不宁腿综合征(RLS)睡前加用 DA 受体激动剂如普拉克索,或复方左旋多巴控释片。

九、手术及干细胞治疗

(1)中晚期 PD 患者常不可避免地出现药物疗效减退及严重并发症,通过系统的药物调整无法解决时可考虑选择性手术治疗。苍白球损毁术的远期疗效不尽如人意,可能有不可预测的并发症,临床已很少施行。

目前,推荐深部脑刺激疗法(deep brain stimula-tion,DBS),优点是定位准确、损伤范围小、并发症少、安全性高和疗效持久等,缺点是费用昂贵。适应证:①原发性帕金森病,病程 5 年以上;②服用复方左旋多巴曾有良好疗效,目前疗效明显下降或出现严重的运动波动或异动症,影响生活质量;③除外痴呆和严重的精神疾病。

(2)细胞移植:将自体肾上腺髓质或异体胚胎中脑黑质细胞移植到患者纹状体,纠正 DA 递质缺乏,改善 PD 运动症状,目前已很少采用。酪氨酸羟化酶(TH)、神经营养因子,如胶质细胞源性神经营养因子(GNDF)和脑源性神经营养因子(BDNF)基因治疗,以及干细胞,包括骨髓基质干细胞、神经干细胞、胚胎干细胞和诱导性潜能干细胞移植治疗在动物实验中显示出良好疗效,已进行少数临床试验也显示一定的疗效。随着基因治疗的目的基因越来越多,基因治疗与干细胞移植联合应用可能是将来发展的方向。

十、中医、康复及心理治疗

中药或针灸和康复治疗作为辅助手段对改善症状也可起到一定作用。对患者进行语言、进食、走路及各种日常生活训练和指导,日常生活帮助,如设在房间和卫生间的扶手、防滑橡胶桌垫、大把手餐具等,可改善生活质量。适当运动如打太极拳等对改善运动症状和非运动症状可有一定的帮助。教育与心理疏导也是 PD 治疗中不容忽视的辅助措施。

十一、预后

PD 是慢性进展性疾病,目前尚无根治方法。多数患者发病数年仍能继续工作,也可能较快进展而致残。疾病晚期可因严重肌强直和全身僵硬,终至卧床不起。死因常为肺炎、骨折等并发症。

第四节 小 舞 蹈 病

小舞蹈病又称风湿性舞蹈病或 Sydenham 舞蹈病,由 Sydenham(1684 年)首先描述,是风湿热在神经系统的常见表现。本病多见于儿童和青少年,其临床特征为不自主的舞蹈样动作、肌张力降低、肌力减弱、自主运动障碍和情绪改变。本病可自愈,但复发者并不少见。

一、病因与发病机制

本病的发病与 A 组 β-溶血性链球菌感染有关。属自身免疫性疾病。约30%的病例在风湿热发作或多发性关节炎后 2～3 个月发病,通常无近期咽痛或发热史,部分患者咽拭子培养 A 组溶血性链球菌阳性;血清可检出抗神经元抗体,与尾状核、丘脑底核等部位神经元抗原起反应,抗体滴度与本病的转归有关,提示可能与自身免疫反应有关。本病好发于围青春期,女性多于男性,一些患者在怀孕或口服避孕药时复发,提示与内分泌改变也有关系。

二、病理

病理改变主要是黑质、纹状体、丘脑底核及大脑皮质可逆性炎性改变和神经细胞弥漫性变性,神经元丧失和胶质细胞增生。有的病例可见散在动脉炎、栓塞性小梗死。90%的尸解病例可发现风湿性心脏病证据。

三、临床表现

(一)发病年龄及性别

发病年龄多在 5～15 岁,女多于男,男女之比约为 1∶3。

(二)起病形式

大多数为亚急性或隐袭起病,少数可急性起病。大约 1/3 的病例舞蹈症状出现前 2～6 个月或更长的时间内有 β-溶血性链球菌感染史,曾有咽喉肿痛、发热、多关节炎、心肌炎、心内膜炎、心包炎、皮下风湿结节或紫癜等临床症状和体征。

(三)早期症状

早期症状常不明显,不易被察觉。患儿表现为情绪不稳、焦虑不安、易激动、注意力分散、学习成绩下降、动作笨拙、步态不稳、手中物品时常坠落,行走摇晃不稳等。其后症状日趋明显,表现为舞蹈样动作和肌张力改变等。

(四)舞蹈样动作

常常可急性或隐袭出现,常为双侧性,可不规则,变幻不定,突发骤止,约20%患者可偏侧或甚至更为局限。在情绪紧张和做自主运动时加重,安静时减轻,睡眠时消失。常在 2～4 周内加重,3～6 个月内自行缓解。

（1）面部最明显，表现挤眉、弄眼、噘嘴、吐舌、扮鬼脸等，变幻莫测。

（2）肢体表现为一种快速的不规则无目的的不自主运动，常起于一肢，逐渐累及一侧或对侧，上肢比下肢明显，上肢各关节交替伸直、屈曲、内收等动作，下肢步态颠簸、行走摇晃、易跌倒。

（3）躯干表现为脊柱不停地弯、伸或扭转，呼吸也可变得不规则。

（4）头颈部的舞蹈样动作表现为摇头耸肩或头部左右扭转。伸舌时很难维持，舌部不停地扭动，软腭或其他咽肌的不自主运动可致构音、吞咽障碍。

（五）体征

（1）肌张力及肌力减退，膝反射常减弱或消失。肢体软弱无力，与舞蹈样动作、共济失调一起构成小舞蹈病的三联征。

（2）旋前肌征：由于肌张力和肌力减退导致当患者举臂过头时，手掌旋前。

（3）舞蹈病手姿：当手臂前伸时，因张力过低而呈腕屈、掌指关节过伸，伴手指弹钢琴样小幅舞动。

（4）挤奶妇手法（或称盈亏征）：若令患者紧握检查者第二、三手指时，检查者能感到患者的手时紧时松，握力不均，时大时小。

（5）约 1/3 患者会有心脏病征，包括风湿性心肌炎、二尖瓣回流或主动脉瓣关闭不全。

（六）精神症状

可有失眠、躁动、不安、精神错乱、幻觉、妄想等精神症状，称为躁狂性舞蹈病。有些病例精神症状可与躯体症状同样显著，以致呈现舞蹈性精神病。随着舞蹈样动作消除，精神症状很快缓解。

四、辅助检查

（一）血清学检查

白细胞计数增加，血沉加快，C反应蛋白效价提高，黏蛋白增多，抗链球菌溶血素"O"滴度增加；由于小舞蹈病多发生在链球菌感染后 2～3 个月，甚至 6～8 个月，故不少患者发生舞蹈样动作时链球菌血清学检查常为阴性。

（二）咽拭子培养

检查可见 A 组溶血型链球菌。

（三）脑电图

无特异性，常为轻度弥漫性慢活动。

(四)影像学检查

部分患者头部 CT 扫描可见尾状核区低密度灶及水肿,MRI 显示尾状核、壳核、苍白球增大,T_2 加权像显示信号增强,PET 可见纹状体呈高代谢改变,但症状减轻或消失后可恢复正常。

五、诊断

凡学龄期儿童有风湿病史和典型舞蹈样症状,结合实验室及影像学检查通常可以诊断。

六、鉴别诊断

见表 4-3。

表 4-3　常见舞蹈病鉴别要点

鉴别要点	小舞蹈病	亨廷顿病	肝豆状核变性	偏侧舞蹈症
病因	风湿性	常染色体显性遗传	遗传性铜代谢障碍	脑卒中、脑瘤
发病年龄	大多数为5~15岁	30岁以后	儿童、青少年	成年
临床特征	全身或偏侧不规则舞蹈,动作快	全身舞蹈、手足徐动、动作较慢慢	偏侧舞蹈样运动	有不完全偏瘫
	肌张力低、肌力减退		角膜 K-F 色素环	
	情绪不稳定,性格改变	进行性痴呆	精神障碍	
	可有心脏受损征象		肝脏受损征	
治疗	抗链球菌感染(青霉素)	氯丙嗪、氟哌啶醇	排铜 D-青霉胺口服	治疗原发病
	肾上腺皮质激素		口服硫酸锌减少铜吸收	对症用氟哌啶醇
	氟哌啶醇、氯丙嗪、苯巴比妥		对症用氟哌啶醇	

七、治疗

(一)一般处理

急性期应卧床休息,保持环境安静,避免强光或其他刺激,给予足够的营养支持。

(二)病因治疗

确诊本病后,无论病症轻重,均应使用青霉素或其他有效抗生素治疗,10~14 天为 1 个疗程。同时给予水杨酸钠或泼尼松,症状消失后再逐渐减量至停药,目的是最大限度地防止或减少本病复发,并控制心肌炎、心瓣膜病的发生。

1.抗生素

青霉素：首选 40 万～80 万 U，每天 1～2 次，两周 1 个疗程，也可用红霉素、头孢菌素类药物治疗。

2.阿司匹林

0.1～1.0 g，每天 4 次，小儿按 0.1 g/kg，计算，症状控制后减量，维持 6～12 周。

3.激素

风湿热症状明显时，泼尼松每天 10～30 mg，分 3～4 次口服。

(三)对症治疗

(1)首选氟哌啶醇 0.5 mg 开始，每天口服 2～3 次，以后逐渐加量。

(2)氯丙嗪：12.5～50.0 mg，每天 2～3 次。

(3)苯巴比妥：0.015～0.03. g，每天 2～4 次。

(4)地西泮：2.5～5.0 mg，每天 2～4 次。

八、预后

本病预后良好，可完全恢复而无任何后遗症状，大约 20％的病例死于心脏并发症，35％的病例数月或数年后复发。个别病例舞蹈症状持续终身。

第五节　肝豆状核变性

一、概述

肝豆状核变性又称 Wilson 病（WD），是以铜代谢障碍为特征的常染色体隐性遗传病。由于 WD 基因（位于 $13q^{14.3}$）编码的蛋白（ATP7B 酶）突变，导致血清铜蓝蛋白合成不足以及胆管排铜障碍，血清自由态铜增高，并在肝、脑、肾等器官沉积，出现相应的临床症状和体征。本病好发于青少年，临床表现为铜代谢障碍引起的肝硬化、基底节变性等多脏器病损。该病是全球性疾病，世界范围的患病率约为 30/100 万，我国的患病率及发病率远高于欧美。

二、临床表现

(一)肝症状

以肝病作为首发症状者占 40％～50％，儿童患者约 80％发生肝脏症状。肝脏受累程度和临床表现存在较大差异,部分患者表现为肝炎症状,如倦怠、乏力、食欲缺乏,或无症状的转氨酶持续增高;大多数患者表现为进行性肝大,继而进展为肝硬化、脾大、脾功能亢进,出现黄疸、腹水、食管静脉曲张及上消化道出血等;一些患儿表现为暴发性肝功能衰竭伴有肝铜释放入血而继发的 Coomb 阴性溶血性贫血。也有不少患者并无肝大,甚至肝缩小。

(二)神经系统症状

以神经系统症状为首发的患者占 40%～59%,其平均发病年龄比以肝病首发者晚 10 年左右。铜在脑内的沉积部位主要是基底节区,故神经系统症状突出表现为锥体外系症状。最常见的症状是以单侧肢体为主的震颤,逐渐进展至四肢,震颤可为意向性、姿位性或几种形式的混合,振幅可细小或较粗大,也有不少患者出现扑翼样震颤。肌张力障碍常见,累及咽喉部肌肉可导致言语不清、语音低沉、吞咽困难和流涎;累及面部、颈、背部和四肢肌肉引起动作缓慢僵硬、起步困难、肢体强直,甚至引起肢体或(和)躯干变形。部分患者出现舞蹈样动作或指划动作。WD 患者的少见症状是外周神经损害、括约肌功能障碍、感觉症状。

(三)精神症状

精神症状的发生率为 10%～51%。最常见为注意力分散,导致学习成绩下降、失学。其余还有情感障碍,如暴躁、欣快、兴奋、淡漠、抑郁等;行为异常,如生活懒散、动作幼稚、偏执等,少数患者甚至自杀;还有幻觉、妄想等。极易被误诊为精神分裂症、躁狂抑郁症等精神疾病。

(四)眼部症状

具有诊断价值的是铜沉积于角膜后弹力层而形成的 Kayser-Fleischer(K-F)环,呈黄棕色或黄绿色,以角膜上、下缘最为明显,宽约 1.3 mm,严重时呈完整的环形。应行裂隙灯检查予以肯定和早期发现。7 岁以下患儿此环少见。

(五)肾症状

肾功能损害主要表现为肾小管重吸收障碍,出现血尿(或镜下血尿)、蛋白尿、肾性糖尿、氨基酸尿、磷酸盐尿、尿酸尿、高钙尿。部分患者还会发生肾钙质沉积症和肾小管性酸中毒。持续性氨基酸尿可见于无症状患者。

(六)血液系统症状

主要表现为急性溶血性贫血,推测可能与肝细胞破坏致铜离子大量释放入血,引起红细胞破裂有关。还有继发于脾功能亢进所致的血小板、粒细胞、红细胞减少,以鼻出血、齿龈出血、皮下出血为临床表现。

(七)骨骼肌肉症状

2/3 的患者出现骨质疏松,还有较常见的是骨及软骨变性、关节畸形、X 形腿或 O 形腿、病理性骨折、肾性佝偻病等。少数患者发生肌肉症状,主要表现为肌无力、肌痛、肌萎缩。

(八)其他

其他病变包括皮肤色素沉着、皮肤黝黑,以面部和四肢伸侧较为明显;鱼鳞癣、指甲变形。内分泌紊乱如葡萄糖耐量异常、甲状腺功能低下、月经异常、流产等。少数患者可发生急性心律失常。

三、诊断要点

(一)诊断

任何患者,特别是 40 岁以下者发现有下列情况应怀疑 WD,须进一步检查。

(1)其他病因不能解释的肝脏疾病、持续血转氨酶增高、持续性氨基酸尿、急性重型肝炎合并溶血性贫血。

(2)其他病因不能解释的神经系统疾病,特别是锥体外系疾病、精神障碍。

(3)家族史中有相同或类似疾病的患者,特别是先证者的近亲,如同胞、堂或表兄弟姐妹等。

(二)鉴别诊断

对疑似患者应进行下列检查,以排除或肯定 WD 的诊断。

1.实验室检查

对所有疑似患者都应进行下列检查。

(1)血清铜蓝蛋白(ceruloplasmin,CP):CP 降低是诊断 WD 的重要依据之一。成人 CP 正常值为270～370 mg/L(27～37 mg/dL),新生儿的血清 CP 为成人的 1/5,此后逐年增长,至 3～6 岁时达到成人水平。96%～98% 的 WD 患者 CP 降低,其中 90% 以上显著降低(0.08 g/L 以下),甚至为零。杂合子的 CP 值多在 0.10～0.23 g/L,但 CP 正常不能排除该病的诊断。

(2)尿铜:尿铜增高也是诊断 WD 的重要依据之一。正常人每天尿铜排泄量为 0.047～0.55 μmol/24 h(3～35 μg/24 h)。未经治疗的 WD 患者尿排铜量可略高于正常人甚至达正常人的数倍至数十倍,少数患者也可正常。

(3)肝铜量:肝铜测定是诊断 WD 最重要的生化证据,但肝穿为创伤性检查,目前尚不能作为常规的检测手段。

(4)血清铜:正常成人血清铜为 $11\sim22~\mu mol/L(70\sim140~\mu g/dL)$,90%的 WD 患者血清铜降低,低于 $9.4~\mu mol/L(60~\mu g/dL)$有诊断价值。须注意,肾病综合征、严重营养不良和失蛋白肠病也出现血清铜降低。

2.影像学检查

颅脑 CT 扫描多显示双侧对称的基底节区、丘脑密度减低,多伴有不同程度的脑萎缩。MRI 扫描多于基底节、丘脑、脑干等处出现长 T_1、长 T_2 异常信号,约 34%伴有轻至中度脑萎缩,以神经症状为主的患者 CT 及 MRI 的异常率显著高于以肝症状为主的 WD 患者。影像学检查虽无定性价值,但有定位及排除诊断的价值。

(三)诊断标准

(1)肝、肾病史:肝、肾病征和(或)锥体外系病征。

(2)铜生化异常:主要是 CP 显著降低($<$0.08 g/L);肝铜增高(237.6 $\mu g/g$ 肝干重);血清铜降低($<$9.4 $\mu mol/L$);24 小时尿铜增高($>$1.57 $\mu mol/24~h$)。

(3)角膜 K-F 环阳性。

(4)阳性家族史。

(5)基因诊断。

符合(1)、(2)、(3)或(1)、(2)、(4)可确诊 WD;符合(1)、(3)、(4)而 CP 正常或略低者为不典型 WD(此种情况少见);符合上述 1~4 条中的 2 条,很可能是 WD(若符合 2、4 可能为症状前患者),此时可参考脑 MRI 改变、肝脏病理改变、四肢骨关节改变等。

基因诊断虽然是金标准,但因 WD 的突变已有 200 余种,因此基因检测目前仍不能作为常规检测方法。

四、治疗方案及原则

(一)治疗目的

(1)排除积聚在体内组织过多的铜。

(2)减少铜的吸收,防止铜在体内再次积聚。

(3)对症治疗,减轻症状,减少畸形的发生。

(二)治疗原则

1.早期和症状前治疗

越早治疗越能减轻或延缓病情发展,尤其是症状前患者。同时应强调本病是唯一有效治疗的疾病,但应坚持终身治疗。

2.药物治疗

(1)螯合剂:①右旋青霉胺:是首选的排铜药物,尤其是以肝脏症状为主者。以神经症状为主的患者服用青霉胺后 1～3 个月内症状可能恶化,而且有 37%～50% 的患者症状会加重,且其中又有 50% 不能逆转。使用前需行青霉素皮试,阴性者方可使用。青霉胺用作开始治疗时剂量为 15～25 mg/kg,宜从小剂量开始,逐渐加量至治疗剂量。然后根据临床表现和实验室检查指标决定逐渐减量至理想的长期维持剂量。本药应在进餐前 2 小时服用。青霉胺促进尿排铜效果肯定,10%～30% 的患者发生不良反应。青霉胺的不良反应较多,如发热、皮疹、胃肠道症状、多发性肌炎、肾病、粒细胞减少、血小板计数降低、维生素 B_6 缺乏、自身免疫疾病(类风湿关节炎和重症肌无力等)。补充维生素 B_6 对预防一些不良反应有益。②曲恩汀或三乙撑四胺双盐酸盐:本药排铜效果不如青霉胺,但不良反应低于青霉胺。250 mg,每天 4 次,于餐前 1 小时或餐后 2 小时服用。本药最适合用于不能使用青霉胺的 WD 患者。但国内暂无供应。③其他排铜药物:包括二硫丙醇(BAL,因不良反应大已少用)、二巯丁二钠(Na-DMS)、二巯基丁二酸胶囊、二巯基丙磺酸钠(DMPS)等重金属离子螯合剂。

(2)阻止肠道对铜吸收和促进排铜的药物:①锌制剂:锌制剂的排铜效果低于和慢于青霉胺,但不良反应低,是用于 WD 维持治疗和症状前患者治疗的首选药物;也可作为其他排铜药物的辅助治疗。常用的锌剂有硫酸锌、醋酸锌、甘草锌、葡萄糖酸锌等。锌剂应饭后服药,不良反应有胃肠道刺激、口唇及四肢麻木、烧灼感。锌剂(以醋酸锌为代表)的致畸作用被 FDA 定为 A 级,即无风险。②四硫钼酸胺(ammonium tetrathiomolybdate,TTM):该药能在肠道内与蛋白和铜形成复合体排出体外,可替代青霉胺用作开始驱铜治疗,但国内无药。

(3)对症治疗:非常重要,应积极进行。神经系统症状,特别是锥体外系症状、精神症状、肝病、肾病、血液和其他器官的病损,应给予相应的对症治疗。脾大合并脾功能亢进者,特别是引起血液 3 种系统都降低者应行脾切除手术;对晚期肝功能衰竭患者肝移植是唯一有效的治疗手段。

3.低铜饮食治疗

避免摄入高铜食物,如贝类、虾蟹、动物内脏和血、豆类、坚果类、巧克力、咖啡等,勿用铜制炊具;可给予高氨基酸或高蛋白饮食。

第六节 特发性震颤

一、疾病概述

特发性震颤(ET)又称家族性震颤,是一种原因未明的具有遗传倾向的运动障碍性疾病,以震颤为唯一表现。1/3 以上患者有阳性家族史,呈常染色体显性遗传。目前已确认两个致病基因位点,分别定位于 3q13(FET1)和 2p22~25(ETM或 ET_2)。

隐匿起病,缓慢发展,也可长期缓解。各组年龄均可发病,但多见于 40 岁以上的中年人和老年人。震颤是唯一临床症状。表现为姿势性或动作性震颤,常累及一只手或双手或头部,下肢较少受累,无全身或其他神经系统阳性体征。有的病例因震颤而妨碍手部完成精细动作,喉部肌肉受累可影响发音。少量饮酒可使症状暂时缓解。

二、治疗

本病药物治疗可选用:①普萘洛尔 30~90 mg,3 次/天,口服。②阿罗洛尔10 mg,早、午服用,该药效果显著,注意其降压作用。③扑痫酮 50 mg,2 次/天,口服,治疗亦有效。④氯硝西泮、地西泮等亦有一定效果。对少数症状严重,以一侧为主和药物治疗无效的患者可行丘脑毁损术、丘脑深部电刺激等方法治疗。亦可注射肉毒毒素 A 治疗。

三、预后

本病情长期稳定,无进行性加重,通常不致残,症状轻微者不必治疗。

第五章　遗传与变性疾病

第一节　遗传性共济失调

遗传性共济失调指一组以慢性进行性脑性共济失调为特征的遗传变性病。临床症状复杂，交错重叠，具有高度的遗传异质性，分类困难。

三大特征：①世代相接的遗传背景。②共济失调的临床表现。③小脑损害为主的病理改变。

部位：遗传性共济失调主要累及小脑及其传导纤维，并常累及脊髓后柱、锥体束、脑桥核、基底节、脑神经核、脊神经节及自主神经系统。

传统分类：根据主要受累部位分为脊髓型、脊髓小脑型和小脑型。

Harding（1993）提出根据发病年龄、临床特征、遗传方式和生化改变的分类方法已被广泛接受（表5-1）。近年来常染色体显性小脑共济失调（autosomal dominant cerebellar ataxia，ADCA）部分亚型的基因已被克隆和测序，弄清了致病基因三核苷酸（如CAG）的拷贝数逐代增加的突变是致病原因。因为ADCA的病理改变以小脑、脊髓和脑干变性为主，故又称为脊髓小脑性共济失调（spinocerebellar ataxia，SCA），根据其临床特点和基因定位可分为SCA1-21种亚型。

表 5-1 遗传性脊髓小脑性共济失调的分类、遗传方式及特点

病名	遗传方式	染色体定位	三核苷酸重复	起病年龄/岁
早发性共济失调(20 岁前发病)				
常染色体隐性遗传				
Friedrech 共济失调	AR	9q	GAA(N<42,P>65~1 700)	13(婴儿~50)
腱反射存在的 Friedrech 共济失调				
Marinese-Sjögnen 综合征				
晚发性共济失调				
常染色体显性小脑性共济失调(ADCA)				
伴有眼肌麻痹或锥体外系特征,但无视网膜色素变性(ADCAⅠ)				
SCA1	AD	6q	CAG(N<39,P≥40)	30(6~60)
SCA2	AD	12q	CAG(N=14~32,P≥35)	30(婴儿~67)
SCA3(MJD)	AD	14q	CAG(N<42,P≥61)	30(6~70)
SCA4	AD	16q		
SCA8	AD	13q	CTG(N=16~37,P>80)	39(18~65)
伴有眼肌麻痹或锥体外系特征和视网膜色素变性(ADCAⅡ)				
SCA7	AD	3q	CAG(N<36,P≥37)	30(婴儿~60)
纯 ADCA(ADCAⅢ)				
SCA5	AD	11cent		30(10~68)
SCA6	AD	19q	CAG(N<20,P=20~29)	48(24~75)
SCA10	AD	22q		35(15~45)
齿状核红核苍白球丘脑底核萎缩	AD	12q	CAG(N<36,P≥49)	30(儿童~70)
已知生化异常的共济失调				
维生素 E 缺乏共济失调				
低 β 蛋白血症				
线粒体脑肌病	母系遗传		线粒体 DNA 突变	
氨基酸尿症				
肝豆状核变性	AR	13q14	点突变	18(5~50)
植烷酸累积症(Refsum)				
共济失调毛细血管扩张症(ataxia telangiectasia)	AR	11q		

一、Friedreich 型共济失调

(一)概述

1.概念

Friedreich 型共济失调是小脑性共济失调的最常见特发性变性疾病,由 Friedreich(1863)首先报道。

2.发病特点

为常染色体隐性遗传,男女均受累,人群患病率为 2/10 万,近亲结婚发病率高,可达 5.6%～28%。

3.临床特征

儿童期发病,肢体进行性共济失调,腱反射消失,Babinski 征阳性,伴有发音困难、锥体束征、深感觉异常、脊柱侧突、弓形足和心脏损害等。

(二)病因及发病机制

Friedreich 共济失调(FRDA)是由位于 9 号染色体长臂(9q13-12.1)frataxin 基因非编码区 GAA 三核苷酸重复序列异常扩增所致。95% 以上的患者有该基因第 18 号内含子 GAA 点异常扩增,正常人 GAA 重复 42 次以下,患者异常扩增(66～1 700 次)形成异常螺旋结构可抑制基因转录。Friedreich 共济失调的基因产物 frataxin 蛋白主要位于脊髓、骨骼肌、心脏及肝脏等细胞线粒体的内膜,其缺陷可导致线粒体功能障碍而发病。

(三)病理

肉眼脊髓变细,以胸段为著。镜下脊髓后索、脊髓小脑束和皮质脊髓束变性,后根神经节和 Clark 柱神经细胞丢失;外周神经脱髓鞘,胶质增生;脑干、小脑和大脑受累较轻;心脏因心肌肥厚而扩大。

(四)临床表现

1.发病年龄

通常 4～15 岁起病,偶见婴儿和 50 岁以后起病者。

2.主要症状

(1)进展性步态共济失调,步态不稳、步态蹒跚、左右摇晃、易于跌倒。

(2)2 年内出现双上肢共济失调,表现动作笨拙、取物不准和意向性震颤。

(3)早期阶段膝腱反射和踝反射消失,出现小脑性构音障碍或暴发性语言,双上肢反射及部分患者双膝腱反射可保存。

（4）双下肢关节位置觉和振动觉受损，轻触觉、痛温觉通常不受累。

（5）双下肢无力发生较晚，可为上或下运动神经元损害，或两者兼有。

（6）患者在出现症状前 5 年内通常出现伸性跖反射，足内侧肌无力和萎缩导致弓形足伴爪型趾。

3.体格检查

可见水平眼震，垂直性和旋转性眼震较少，双下肢肌无力，肌张力低，跟膝胫试验和闭目难立征阳性，下肢音叉振动觉和关节位置觉减退是早期体征；后期可有 Babinski 征、肌萎缩，偶有括约肌功能障碍。约 25％患者有视神经萎缩，50％有弓形足，75％有上胸段脊柱畸形，85％有心律失常、心脏杂音，10％～20％伴有糖尿病。

4.辅助检查

（1）骨骼 X 片：骨骼畸形。

（2）CT 或 MRI：脊髓变细，小脑和脑干受累较少。

（3）心电图：常有 T 波倒置、心律失常和传导阻滞。

（4）超声心动图：心室肥大、梗阻。

（5）视觉诱发电位：波幅下降。

（6）DNA 分析：FRDA 基因 18 号内含子 GAA＞66 次重复。

（五）诊断及鉴别诊断

1.诊断

（1）儿童或少年期起病，发生逐渐从下肢向上肢发展的进行性共济失调；出现深感觉障碍，如下肢振动觉、位置觉消失，腱反射消失等。

（2）构音障碍，脊柱侧凸，弓形足，MRI 显示脊髓萎缩，心脏损害及 FRDA 基因 GAA 异常扩增。

2.鉴别诊断

不典型病例需与以下几种疾病鉴别。

（1）腓骨肌萎缩症：遗传性外周神经病，可出现弓形足。

（2）多发性硬化：缓解-复发病史和 CNS 多数病变的体征。

（3）维生素 E 缺乏：可引起共济失调，应查血清维生素 E 水平。

（4）共济失调-毛细血管扩张症：儿童期起病小脑性共济失调，特征性结合膜毛细血管扩张。

（六）治疗

无特效治疗，轻症给予支持疗法和功能锻炼，矫形手术如肌腱切断术可纠正足部畸形。较常见的死因为心肌病变。在出现症状 5 年内不能独立行走,10～20 年内卧床不起,平均患病期约为 25 年,平均死亡年龄约为 35 岁。

二、脊髓小脑性共济失调(spinocerebellar ataxia,SCA)

(一)概述

1.概念

脊髓小脑性共济失调是遗传性共济失调的主要类型,包括 SCA1-29。

2.特点

成年期发病,常染色体显性遗传和共济失调,并以连续数代中发病年龄提前和病情加重(遗传早现)为表现。

3.分类

Harding 根据有无眼肌麻痹、锥体外系症状及视网膜色素变性归纳为 3 组 10 个亚型,即 ADCA Ⅰ 型、ADCA Ⅱ 型和 ADCA Ⅲ 型。这为临床患者及家系的基因诊断提供了线索,SCA 的发病与种族有关,SCA1-2 在意大利、英国多见,中国、德国和葡萄牙以 SCA3 最常见。

(二)病因及发病机制

常染色体显性遗传的脊髓小脑性共济失调具有遗传异质性,最具特征性的基因缺陷是扩增的 CAG 三核苷酸重复编码多聚谷氨酰胺通道,该通道在功能不明蛋白和神经末梢上发现的P/Q型钙通道 ɑ1A 亚单位上;其他类型突变包括 CTG 三核苷酸(SCA8)和 ATTCT 五核苷酸(SCA10)重复序列扩增,这种扩增片段的大小与疾病严重性有关。

SCA 是由相应的基因外显子 CAG 拷贝数异常扩增产生多聚谷氨酰胺所致(SCA8 除外)。每一 SCA 亚型的基因位于不同的染色体,其基因大小及突变部位均不相同。

SCA 有共同的突变机制造成 SCA 各亚型的临床表现雷同。然而,SCA 各亚型的临床表现仍有差异,如有的伴有眼肌麻痹,有的伴有视网膜色素变性,提示除多聚谷氨酰胺毒性作用之外,还有其他因素参与发病。

(三)病理

SCA 共同的病理改变是小脑、脑干和脊髓变性和萎缩,但各亚型各有特点,如 SCA1 主要是小脑、脑干的神经元丢失,脊髓小脑束和后索受损,很少累及黑质、基底节及脊髓前角细胞;SCA2 以下橄榄核、脑桥、小脑损害为重;SCA3 主要损害脑桥和脊髓小脑束;SCA7 的特征是视网膜神经细胞变性。

(四)临床表现

SCA 是高度遗传异质性疾病,各亚型的症状相似,交替重叠。SCA 典型表现是遗传早现现象,表现为同一家系发病年龄逐代提前,症状逐代加重。

1.共同临床表现

(1)发病年龄:30～40 岁,也有儿童期及 70 岁起病者。

(2)病程:隐袭起病,缓慢进展。

(3)主要症状:首发症状多为下肢共济失调,走路摇晃、突然跌倒;继而双手笨拙及意向性震颤,可见眼震、眼球慢扫视运动阳性、发音困难、痴呆和远端肌萎缩。

(4)体格检查:肌张力障碍、腱反射亢进、病理反射阳性、痉挛步态和震颤觉、本体感觉丧失。

(5)后期表现:起病后 10～20 年患者不能行走。

2.各亚型表现

除上述共同症状和体征外,各亚型各自的特点构成不同的疾病。

(1)SCA1 的眼肌麻痹,尤其上视不能较突出。

(2)SCA2 的上肢腱反射减弱或消失,眼球慢扫视运动较明显。

(3)SCA3 的肌萎缩、面肌及舌肌纤颤、眼睑退缩形成凸眼。

(4)SCA5 病情进展非常缓慢,症状也较轻。

(5)SCA6 的早期大腿肌肉痉挛、下视震颤、复视和位置性眩晕。

(6)SCA7 的视力减退或丧失,视网膜色素变性,心脏损害较突出。

(7)SCA8 常有发音困难。

(8)SCA10 的纯小脑征和癫痫发作。

(五)辅助检查

(1)CT 或 MRI:小脑和脑干萎缩,尤其是小脑萎缩明显,有时脑干萎缩。

(2)脑干诱发电位可异常,肌电图:外周神经损害。

(3)脑脊液:正常。

(4)确诊及区分亚型可用外周血白细胞进行 PCR 分析,检测相应基因 CAG 扩增情况,证明 SCA 的基因缺陷。

(六)诊断及鉴别诊断

1.诊断

根据典型的共性症状,结合 MRI 检查发现小脑、脑干萎缩,排除其他累及小脑和脑干的变性病即可确诊。虽然各亚型具有特征性症状,但临床上仅根据症状体征确诊为某一亚型仍不准确(SCA7 除外),均应进行基因诊断,用 PCR 方法可准确判断其亚型及 CAG 扩增次数。

2.鉴别诊断

与多发性硬化、CJD 及感染引起的共济失调鉴别。

(七)治疗

尚无特效治疗,对症治疗可缓解症状。

(1)药物治疗:左旋多巴可缓解强直等锥体外系症状;氯苯胺丁酸可减轻痉挛;金刚烷胺改善共济失调;毒扁豆碱或胞磷胆碱促进乙酰胆碱合成,减轻走路摇晃、眼球震颤等;共济失调伴肌阵挛首选氯硝西泮;试用神经营养药如 ATP、辅酶 A、肌苷和 B 族维生素等。

(2)手术治疗:可行视丘毁损术。

(3)物理治疗、康复训练及功能锻炼可能有益。

第二节　腓骨肌萎缩症

腓骨肌萎缩症又称 Charcot-Marie-Tooth 病(CMT)或为遗传性运动感觉性外周神经病,由 Charcot、Marie 和 Tooth(1886 年)首先报道,是遗传性外周神经病中最常见的类型,发病率为1/2 500。遗传方式多为常染色体显性遗传,少部分是常染色体隐性遗传、X-性连锁显性遗传和X-性连锁隐性遗传。临床特征为儿童或青少年起病,足内侧肌和腓骨肌进行性无力和萎缩、伴有轻到中度感觉减退、腱反射减弱和弓形足。根据神经传导速度不同将 CMT 分为 1 型(脱髓鞘型)和 2 型(轴索型):正中神经运动传导速度<38 m/s为 1 型,正常或接近正常为 2 型。基因定位后进一步将 CMT1 型分为 1A、1B、1C 和 1D 四个亚型,CMT2 型分为 2A、2B、2C 和 2D 四个亚型,以 CMT1A 型最常见。

一、病因与发病机制

CMT1 型是本病的标准型,占 CMT 的 50%,主要为常染色体显性遗传,少部分是常染色体隐性遗传、X-性连锁显性遗传和 X-性连锁隐性遗传。根据基因定位至少有四个亚型:①CMT1A 占 CMT1 型的 71%,基因位于染色体

17p11.2-12,该基因编码 22kD 的外周神经髓鞘蛋白 22(peripheral myelin protein 22,PMP22),主要分布在髓鞘施万细胞膜,占外周神经髓鞘蛋白的 2%~5%,其功能可能与维持髓鞘结构的完整性、调节细胞的增殖有关。它的重复突变导致 PMP22 基因过度表达(基因剂量效应)而使施万细胞的增殖失调,故引起髓鞘脱失(节段性脱髓鞘)和髓鞘再生(洋葱球样结构),PMP22 基因重复突变的机制可能是父源精子生成过程中的 PMP22 基因的同源重组;另有一小部分患者因 PMP22 基因的点突变,产生异常 PMP22 蛋白而致病。②CMT1B较少见,基因位于染色体 1q22-23,该基因编码外周神经髓鞘蛋白零(peripheral myelin protein zero,PMP0,或 P0),主要分布在髓鞘,占外周神经髓鞘蛋白的 50%,其功能可能为髓鞘两个板层之间的黏附分子,以形成和维护髓鞘的致密结构,调节施万细胞的增殖。P0 基因突变可使 P0 蛋白减少而导致髓鞘的形成障碍和施万细胞的增殖失调。③ CMT1C 基因定位尚不明确。④CMT1D 基因位于 10q21.1-22.1,为早生长反应 2(early growth response-2,EGR2)基因突变造成 Schwann 细胞增殖紊乱和髓鞘的生长障碍。

CMT2 型占 CMT 的 20%~40%,主要为常染色体显性遗传,与其有关的基因至少有五个位点:染色体 1p35-36(CMT2A)、3q13-22(CMT2B)、7p14(CMT2D)、8p21(CMT2E)和 7q11-21(CMT2F)。CMT2E 为神经丝轻链(neurofilament protein light polypeptide,NF-L)基因突变所致。正常时该基因编码神经丝轻链蛋白,它构成有髓轴突的细胞骨架成分,具有轴突再生和维持轴突寿命的功能。当该基因突变时可引起神经丝轻链蛋白减少而导致轴突的结构和功能障碍。

CMTX 型,占 CMT 的 10%~20%,主要为 X 连锁显性遗传,基因位于 Xq13.1,该基因(Cx32)编码髓鞘间隙连接蛋白 Cx32,分布在外周神经髓鞘和脑。目前发现 Cx32 基因有 30 多种突变,包括碱基置换、插入、缺失和移码突变等,大多发生在基因编码区,也可发生在启动子区和剪接位点,使 Cx32 蛋白减少,髓鞘的结构和功能障碍,并可引起男性患者脑干听觉诱发电位异常。

二、病理

外周神经轴突和髓鞘均受累,远端重于近端。CMT1 型神经纤维呈对称性节段性脱髓鞘,部分髓鞘再生,施万细胞增生与修复组成同心圆层而形成"洋葱头"样结构(因而也称为腓骨肌萎缩症肥大型),造成运动和感觉神经传导速度减慢。CMTX 型与 CMT1 型的病理改变类似。CMT2 型主要为轴突变性(故又称为腓骨肌萎缩症神经元型)和有髓纤维慢性进行性减少,运动感觉传导速度改变不明显;前角细胞数量轻度减少,当累及感觉后根纤维时,薄束变性比楔束更严重;自主神经保持相对完整,肌肉为簇状萎缩。

三、临床表现

(一)CMT1 型(脱髓鞘型)

(1)儿童晚期或青春期发病。外周神经对称性、进行性变性导致远端肌萎缩,开始是足和下肢,数月至数年可波及手肌和前臂肌。拇长伸肌、趾长伸肌、腓骨肌和足固有肌等伸肌早期受累,屈肌基本正常,产生马蹄内翻足和爪形趾、锤状趾畸形,常伴有弓形足和脊柱侧弯,腓肠肌神经变性导致行走时垂足,呈跨阈步态。仅少数病例先出现手肌和前臂肌肌萎缩,而后出现下肢远端肌萎缩。

(2)检查可见小腿肌肉和大腿的下 1/3 肌肉无力和萎缩,形似鹤腿,若大腿下部肌肉受累也称"倒立的香槟酒瓶"状,屈曲能力减弱或丧失,受累肢体腱反射消失。手肌萎缩,并波及前臂肌肉,变成爪形手。萎缩很少波及肘以上部分或大腿的中上 1/3 部分。深浅感觉减退可从远端开始,呈手套、袜套样分布;伴有自主神经功能障碍和营养代谢障碍,但严重的感觉缺失伴穿透性溃疡罕见。部分患者伴有视神经萎缩、视网膜变性、眼震、眼肌麻痹、突眼、瞳孔不对称、神经性耳聋、共济失调和肢体震颤等。

(3)病程缓慢,在很长时期内都很稳定,颅神经通常不受累。部分患者虽然存在基因突变,但无肌无力和肌萎缩,仅有弓形足或神经传导速度减慢,有的甚至完全无临床症状。

(4)脑脊液正常,少数病例蛋白含量增高。

(二)CMT2 型(轴索型)

发病晚,成年开始出现肌萎缩,部位和症状与 CMT1 型相似,但程度较轻;脑脊液蛋白含量正常。

四、辅助检查

(一)肌电图和神经传导速度检测

检查神经传导速度(NCV)对分型至关重要。CMT1 型正中神经运动 NCV 从正常的 50 m/s 减慢为 38 m/s 以下,通常为 15~20 m/s,在临床症状出现以前可检测到运动 NCV 减慢。CMT2 型 NCV 接近正常。肌电图示两型均有运动单位电位波幅下降,有纤颤或束颤电位,远端潜伏期延长,呈神经源性损害。多数患者有感觉电位消失。

(二)诱发电位检测

X 连锁显性遗传患者脑干听觉诱发电位和视觉诱发电位异常,躯体感觉诱发电位的中枢和周围传导速度减慢,说明患者中枢和外周神经传导通路受损。

(三)肌肉及神经活检

肌肉活检显示为神经源性肌萎缩。神经活检 CMT1 型的外周神经改变主要是脱髓鞘和施万细胞增生形成"洋葱头";CMT2 型主要是轴突变性。神经活检还可排除其他遗传性神经病,如 Refsum 病(可见有代谢产物沉积在外周神经),自身免疫性神经病(可见淋巴细胞浸润和血管炎)。

(四)基因分析

临床上不易对 CMT1 型和 CMT2 型进一步分出各亚型,需用基因分析的方法来确定各亚型。如 CMT1A 可用脉冲电场凝胶电泳法检测 PMP22 基因的重复突变,用 DNA 测序法检测其点突变;CMT1B 可用单链构象多态性(SSCP)法或 DNA 测序法检测 P0 基因的点突变;CMTX 可用 DNA 测序法检测 Cx32 基因的点突变。

(五)脑脊液

通常正常,少数病例蛋白含量增高。血清肌酶正常或轻度升高。

五、诊断

(一)临床诊断依据

(1)儿童期或青春期出现缓慢进展的对称性双下肢无力。

(2)"鹤腿",垂足、弓形足,可有脊柱侧弯。

(3)腱反射减弱或消失,常伴有感觉障碍。

(4)常有家族史。

(5)外周神经运动传导速度减慢,神经活检显示"洋葱头"样改变(CMT1 型)或轴索变性(CMT2 型)及神经源性肌萎缩。

(6)基因检测 CMT1A 基因重复及相应基因的点突变等。

(二)CMT1 型与 CMT2 型的鉴别

1.发病年龄

CMT1 型 12 岁左右,CMT2 型 25 岁左右。

2.神经传导速度

CMT1 型明显减慢,CMT2 型正常或接近正常。

3.基因诊断

CMT1 型中的 CMT1A 为 17 号染色体短臂(17p 11.2)1.5Mb 长片段(其中包含 PMP22 基因)的重复或 PMP22 基因的点突变;CMT2 型中的 CMT2E 为 NF-L 基因的点突变。

六、鉴别诊断

(一)远端型肌营养不良症

四肢远端肌无力、肌萎缩、渐向上发展,需与 CMT 鉴别;但该病成年起病,肌电图显示肌源性损害,运动传导速度正常可资鉴别。

(二)家族性淀粉样多神经病

通常在 20～45 岁起病,以下肢感觉障碍和自主神经功能障碍为早期特征,多需借助神经活检或 DNA 分析加以区别。

(三)慢性炎症性脱髓鞘性多发性神经病

进展相对较快,无足畸形,CSF 蛋白含量增多,泼尼松治疗效果较好,易与 CMT 鉴别。

(四)慢性进行性远端型脊肌萎缩症

该病的肌萎缩分布和病程类似 CMT 病,但伴有肌肉跳动、EMG 显示为前角损害,无感觉传导障碍可与 CMT 鉴别。

(五)遗传性共济失调伴肌萎缩

又称 Roussy-Lévy 综合征。儿童期缓慢起病,有腓骨肌萎缩、弓形足、脊柱侧凸、四肢腱反射减弱或消失,肌电图运动传导速度减慢需与 CMT 鉴别;但该病尚有站立不稳、步态蹒跚、手震颤等共济失调表现与 CMT 不同,也有认为该病是 CMT 的变异型。

(六)遗传性压迫易感性神经病

因有肌无力、萎缩和传导速度减慢及显性遗传需与 CMT 鉴别,但 HNPP 是一种反复发作的轻微的一过性疾病,在轻微牵拉、压迫或外伤后反复出现肌无力、麻木和肌萎缩、踝反射消失、弥漫性神经传导速度减慢,神经活检为节段性脱髓鞘和腊肠样结构改变。预后良好。

(七)植烷酸贮积病

也称遗传性共济失调性多发性神经炎样病（heredopathia atactica polyneuritiformis），由挪威神经病学家 Refsum（1949）首先报道，故又称 Refsum 病。因有对称性肢体无力和肌萎缩及腱反射减弱而需与 CMT 鉴别。但本病除有多发性外周神经损害外，还有小脑性共济失调、夜盲、视网膜色素变性和脑脊液蛋白增高等特点，易与 CMT 区别。

七、治疗

目前尚无特殊治疗，主要是对症治疗和支持疗法，垂足或足畸形可穿着矫形鞋。药物治疗可用维生素类促进病变神经纤维再生，神经肌肉营养药有一定帮助。针灸理疗及肌肉和跟腱锻炼、按摩可增强其伸缩功能。纠正垂足可穿高跟鞋、长筒靴或矫正鞋，踝关节挛缩严重者可手术松解或肌腱移植。勿过度劳累，注意保暖。

预防：应首先进行基因诊断，确定先证者的基因型，然后利用胎儿绒毛、羊水或脐带血，分析胎儿的基因型以建立产前诊断，终止妊娠。

八、预后

因病程进展缓慢，预后尚好。大多数患者发病后仍可存活数十年，对症处理可提高患者的生活质量。

第三节　多系统萎缩

多系统萎缩（multiple systematrophy，MSA）是一种少见的散发性、进行性的神经系统变性疾病。起病隐匿，症状多样，表现复杂。主要临床表现为锥体外系、小脑、自主神经和锥体系的损害，并可形成多种组合的临床表现。在生前有时难以与帕金森病或单纯性自主神经功能衰竭（pure autonomic failure，PAF）相鉴别。MSA 的概念于 1969 年首先提出，主要涵盖橄榄脑桥小脑萎缩（olivopontocerebellar atrophy，OPCA），Shy-Drager 综合征（Shy-Drager syndrome，SDS）和纹状体黑质变性（striatonigral degeneration，SND）3 种主要临床病理综合征。1989 年发现少突胶质细胞包涵体（glial cytoplasmic inclusions，GCIs）是 MSA 的共同标志,1998 年发现 GCIs 主要是由 α-突触核蛋白(α-synuclein)构成的,因此认定本病为一种有共同临床病理基础的单一疾病。

一、病因和病理

病因仍不明确。病理上发现中枢神经系统多部位进行性的神经元和少突胶质细胞的丢失。脊髓内中间外侧柱的节前细胞丧失,可引起直立性低血压、尿失禁和尿潴留。小脑皮层、脑桥核、下橄榄核的细胞丧失,可引起共济失调。壳核和苍白球的细胞丧失可致帕金森综合征表现。除细胞丧失外,还有严重的髓鞘变性和脱失。过去认为灰质神经元破坏是导致 MSA 的原因,自从发现了 GCIs 以来,目前认为 MSA 更主要的是累及白质,GCIs 是原发病损还是继发的细胞损害标志仍不清楚。少突胶质细胞中存在大量的 GCIs 是 MSA 的标志之一,可用 Gallyas 银染识别,并且是泛素和 α-突触核蛋白染色阳性,可呈戒指状、火焰状和球形。电镜下,GCIs 由直径 20~30 nm 的纤维丝松散聚集,包绕细胞器。另外,部分神经元中也有泛素和 α-突触核蛋白染色阳性的包涵体。

二、临床表现

MSA 多于中年起病,男性多发,常以自主神经功能障碍首发。据报道,美国、英国和法国的发病率各为(1.9~4.9)/10 万、(0.9~8.4)/10 万、(0.8~2.7)/10 万,国内尚无人群的调查报道。MSA 进展较快,发病后平均存活 6~9 年。根据其临床表现,可归纳如下。

(一)自主神经功能障碍

MSA 患者半数以上以自主神经症状起病,最终 97％患者有此类症状。SDS 为主要表现者,直立性低血压是其主要临床表现,即站立 3 分钟内收缩压至少下降 2.7 kPa(20 mmHg)或舒张压至少下降 1.3 kPa(10 mmHg),而心率不增加。患者主诉头晕、眼花、注意力不集中、疲乏、口齿不清、晕厥,严重者只能长期卧床。进食 10~15 分钟后出现低血压也是表现之一,这是静脉容量改变和压力感受反射障碍所致。60％的 MSA 患者可同时有直立性低血压和平卧位高血压＞25.3/14.7 kPa(190/110 mmHg)。其他自主神经症状还有尿失禁和尿潴留,出汗减少、阳痿和射精困难,可有大便失禁。此类患者早期还常有声音嘶哑、睡眠鼾声、喘鸣。晚期患者常可出现周期性呼吸暂停。

(二)帕金森综合征

MSA 中 46％以帕金森综合征起病,最终 91％患者均有此类症状。运动迟缓和强直多见,震颤少见,但帕金森病特征性的搓丸样静止性震颤极少见。部分年轻患者早期对左旋多巴有效,多数患者对其无效。

(三)小脑功能障碍

5%患者以此为首发症状,但最终约有半数患者出现共济失调。主要表现为步态不稳、宽基步态、肢体的共济失调,以及共济失调性言语。

(四)其他

还有半数患者有锥体束受损表现,如腱反射亢进,巴宾斯基征阳性。神经源性和阻塞性的睡眠呼吸暂停也可发生。

MSA 患者的临床表现多样,但仍有规律可循,可以按不同症状群进行区分。在临床上,以帕金森症状为主者称为 MSA-P,以共济失调为主者称为 MSA-C,以直立性低血压为主者可称为 Shy-Drager 综合征。不管何种类型,随疾病发展,各个系统均可累及,最终卧床不起,直至死亡。

三、辅助检查

MSA 患者脑脊液检查正常。肌电图检查,特别是肛周和尿道括约肌的检查可见部分失神经支配。头颅 MRI 可见脑干、小脑有不同程度的萎缩,T_2 加权序列可见脑桥出现"十"字征,以帕金森症样表现的 MSA 患者中,部分可见壳核外侧缘屏状核出现条状高信号。

四、诊断与鉴别诊断

根据缓慢起病,晕厥和直立性低血压、行动缓慢、步态不稳等表现,头颅 MRI 显示脑干小脑萎缩和脑桥"十"字征者,可考虑本病。但是应与脊髓小脑性共济失调、帕金森病、进行性核上性麻痹以及 PAF 等相鉴别。临床上,本病强直多、震颤少,对多巴反应差等,可与帕金森病相鉴别。MSA 患者眼球运动上下视不受限,早期不摔倒,有明显的自主神经功能障碍等与进行性核上性麻痹相区别。MSA 患者无明确家族史,中年后起病,常伴头昏、喘鸣等,可与脊髓小脑性共济失调相鉴别。MSA 和 PAF 的鉴别主要依靠临床表现,即随病程延长是否出现中枢神经系统表现。PAF 较为少见,不累及中枢神经系统,仅累及周围的交感和副交感神经,病情进展缓慢,预后较好。

五、治疗

MSA 的病因不明确,其治疗只能是对症处理。对帕金森综合征可给予左旋多巴、多巴胺受体激动剂和抗胆碱能药,但效果不如帕金森病好。对于自主神经功能障碍以缓解症状和提高生活质量为目的。

（一）一般治疗

体位改变要慢，切忌突然坐起或站立。避免诱发血压降低，慎用影响血压药物。多采用交叉双腿、蹲位、压迫腹部、前倾等体位可能会预防直立性低血压的发作。穿束腹紧身裤和弹力袜能增加回心血量。在床上头部和躯干较腿部抬高15°～20°，这种体位可促进肾素释放和刺激压力感受器。增加水和盐分摄入。在进食后低血压者，可少食多餐，饭前喝水或咖啡。

（二）药物治疗

有多种药物可治疗直立性低血压，但没有一种是理想的。

（1）口服类固醇皮质激素氟氢可的松，0.1～0.4 mg/d，可增加水钠潴留，升高血容量和血压，但应避免过度，防止心力衰竭。对平卧位高血压，要慎用。

（2）米多君（midodrine）是选择性α受体激动剂，2.5 毫克/次，2 次/天开始，逐步增加至10 mg，2～3 次/天。

（3）促红细胞生成素 25～50 U/kg 体重，皮下注射，3 次/周，防治贫血，增加红细胞容积，使收缩压升高。

（4）其他如去氨加压素、麻黄碱、吲哚美辛等效果有限。

（5）对平卧位高血压，应选用短效钙通道阻滞剂、硝酸酯类或可乐定等。应避免平躺时喝水、穿弹力袜，头高位多可避免平卧位高血压。

（6）对排尿功能障碍和性功能障碍，可作相应处理。有睡眠呼吸暂停者，可用夜间正压通气。对吸气性喘鸣可能需行气管切开。

第四节　运动神经元病

运动神经元病（motor neuron disease，MND），是一组主要侵犯上、下运动神经元的慢性变性疾病。病变范围包括脊髓前角细胞、脑干运动神经元、大脑皮质锥体细胞以及皮质脊髓束、皮质核束（皮质延髓束）。临床表现为下运动神经元损害所引起的肌萎缩、肢体无力和上运动神经元损害的体征，其中上、下运动神经元合并受损者为最常见。一般无感觉缺损。这类患者俗称"渐冻人"，大多数患者发生于 30～50 岁，90％～95％的患者为散发性，5％～10％为家族性，通常呈常染色体显性遗传。年患病率0.13/10 万～1.4/10 万，男女患病率之比为(1.2～2.5)：1。起病隐袭，进展缓慢。患者常常伴有并发症。

MND 在世界各地的发病率无多大差别，但是在关岛和日本纪伊半岛例外，当地 MND 的发病率高。MND 的病死率为 0.7/10 万～1/10 万。种族、居住环境和纬度与发病无关。

一、病因

本病病因至今尚未明了，为此提出了多种可能的病因学说，涉及病毒感染、环境因素、免疫因素、兴奋性氨基酸（EAA）学说、凋亡学说及遗传因素等，但均未被证实。

（一）病毒感染学说

很早就提出慢病毒感染学说，但由于始终无确切证据证明肌萎缩侧索硬化（ALS）患者神经系统内存在慢病毒而几乎被放弃，1985 年后该理论再度被提出。脊髓灰质炎病毒对运动神经元有特殊的选择性，似提示 ALS 可能是一种非典型的脊髓灰质炎病毒感染所致，但至今尚无从患者脑脊髓组织及脑脊液中分离出脊髓灰质炎病毒包涵体的报道。亦有提出人类免疫缺陷病毒（HIV）可能损害脊髓运动神经元及外周神经引起运动神经元病。在动物实验中，应用 ALS 患者脑脊液组织接种至灵长类动物，经长期观察，未能复制出人类 ALS 的病理改变，未能证明 ALS 是慢病毒感染所致。

（二）环境学说

某些金属，如铅、铝、铜等，对神经元有一定的毒性。在某些 ALS 的高发地区，水及土壤中的铅含量增高。以铅等金属进行动物中毒实验，发现这些动物可出现类似人类 ALS 的临床及病理改变，只是除有运动神经元损害外，尚有感觉神经等的损害。此外，在有铜/锌超氧化物歧化酶（Cu/Zn-SOD即 SOD-1）基因突变的家族性 ALS（FALS）患者中，由于 SOD 酶的稳定性下降，体内可能产生过多的 Cu 和 Zn，这些贮积的金属成分可能对神经元有毒性作用。而总的来说，目前尚无足够的证据说明人类 ALS 是由这些金属中毒所致的。

（三）免疫学说

早在 20 世纪 60 年代就发现 ALS 患者血及脑脊液中免疫球蛋白的异常增高，使人们注意到 ALS 与免疫异常间的关系。近期 Duarte 等还发现患者血清单克隆免疫球蛋白较正常人明显升高。Zavalishin 等也证实 ALS 患者的血清及脑脊液中有抗神经元结构成分的抗体存在,且脑脊液中的含量高于血清。目前研究较多的是 ALS 与抗神经节苷脂抗体间的关系,神经节苷脂为嗜酸性糖脂,是神经细胞的一种成分,对神经元的新陈代谢和电活性起调节作用。据报道,10%～15% ALS 患者存在有此抗体,这些患者多为下运动神经元受损明显的患者,且研究显示,此抗体滴度似乎与病情严重程度有关,但不能证实 ALS 与抗体的因果关系。

新近还发现 ALS 患者血清中尚有抗钙通道抗体存在。Smith 等在动物实验中发现,75% ALS 患者血清 IgG 能与兔 L-型通道蛋白起抗原抗体反应,其强度与 ALS 病程进程呈正相关。Kimura 等也发现 ALS 患者 IgG 能特异性地与电压依赖性钙通道亚单位结合。以上实验都证实了 ALS 患者血清中存在抗电压依赖性钙通道的抗体,此抗体不仅能影响电压依赖性钙通道,还能改变激动药依赖性钙通道及钙依赖性神经递质的释放。

在细胞免疫方面,亦有报道 ALS 患者 CD3、CD8 及 CD4/CD8 比例异常,但对此方面尚无统一的结论。

(四)兴奋性氨基酸(EAA)学说

兴奋性氨基酸包括谷氨酸、天冬氨酸及其衍生物红藻氨酸(KA)、使君子氨酸(QA)、鹅膏氨酸(IA)和 N-甲基 D-天冬氨酸(NMDA)。兴奋性氨基酸的兴奋毒性可能参与 ALS 的发病。谷氨酸与 NMDA 受体结合可致钙内流,激活一系列蛋白酶和蛋白激酶,使蛋白质的分解和自由基的生成增加,脂质过氧化过程加强,神经元自行溶解。此外,过量钙还可激活核内切酶,使 DNA 裂解及核崩解。ALS 的病变主要局限在运动神经系统可能与谷氨酸的摄取系统有关。

(五)细胞凋亡学说

Tews 等在 ALS 患者肌肉组织中发现了大量 DNA 片段,大量凋亡促进因子 bax、ICE 及抗凋亡因子 bcl-2 的表达,推断程序性细胞死亡在 MND 发病机制中起重要作用,并为以后抗凋亡治疗提供了理论依据。

(六)遗传学说

Siddiqe 等以微卫星 DNA 标记对 6 个 FALS 家系进行遗传连锁分析,将 FALS 基因定位于 21 号染色体长臂。已确认此区主要包括了 SOD-1、谷氨酸受体亚单位 GluR5、甘氨酰胺核苷酸合成酶、甘氨酰胺核苷酸甲酰转移酶四种催化酶基因,现今认为 FALS 的发病与 SOD-1 基因突变关系密切,20%～50% FALS 是由于 SOD-1 基因突变所致。1993 年,美国的 Rosen 等发现 18 个 ALS 家系检测出 SOD-1 突变。迄今为止，已经发现 5 种遗传方式、139 种突变类型，其中，大多数是错义突变，少数是无义、插入和缺失突变。非神经元（包括小胶质细胞）的突变在 ALS 中的作用越来越受到重视。

SOD-1 基因突变所致的细胞毒性作用，可能与 SOD-1 酶不稳定性有关，此可加速体内毒性物质的聚积，并可能产生对神经细胞的高亲和力，从而加重对神经细胞的损害。但尚不足以解释运动神经元损害以及中年后发病等现象。有人提出 SOD-1 基因突变致基因产物的结构改变，使之产生新的蛋白功能，即所谓的"功能的获得"理论，但对这种具有"新"功能的蛋白质的作用尚有待进一步研究。

另外，近年来对神经微丝与 ALS 发病间的研究正逐渐受到重视。Hirano 等曾指出，无论是散发性还是家族性 ALS 的神经元胞体及轴索内均有神经微丝的蓄积。Lee 等动物实验表明神经微丝轻链基因点突变时，可复制出人类 ALS 的临床病理特征。众所周知，运动神经元较一级神经元大，且轴突极长，所以此细胞内的细胞骨架蛋白对维持运动神经元的正常生存较重要，此骨架蛋白功能异常，似可致运动神经元易损性增加。

Jemeen Sreedharan 及其在英国和澳大利亚的同僚，对英国的一个遗传性 ALS 的大家族进行了分析。他们在一个叫作 TAR DNA binding protein（TDP-43）的基因中发现了一种变异，而该变异看来与该疾病有关。研究人员在受 ALS 影响的神经元中发现了团簇状泛素化包涵体，其主要成分就是 TDP-43 蛋白，这些结果进一步加强了 TDP-43 与该疾病之间的关联性。研究显示，TDP-43 蛋白的生长不仅是这种基因导致的有害不良反应，而且可能是造成运动神经元最终死亡的原因。

综上所述，虽然 ALS 的病因有多种学说，但任何一种都不能很好地解释 ALS 的发病特点，可能是几种因素的综合作用，亦不能排除还有其他作用因素的存在。新近研究揭示出 SOD-1、TDP-43 基因突变与 FALS 间的联系最具振奋性，为最终揭示 ALS 病因提供了线索。

二、病理

脊髓前角和脑干神经运动核的神经细胞明显减少和变性，脊髓中以颈、腰膨大受损最重，延髓部位的舌下神经核和疑核也易受波及，大脑皮质运动区的巨大锥体细胞即 Betz 细胞也可有类似改变，但一般较轻。大脑皮质脊髓束和大脑皮质脑干束髓鞘脱失和变性。脊神经前根萎缩、变性。应用脂肪染色可追踪至脑干和内囊后肢甚至辐射冠,并可见髓鞘退变后反应性巨噬细胞的集结。动眼神经核很少被累及。肌肉表现出神经源性萎缩的典型表现。在亚急性与慢性病例中可看到肌肉内有神经纤维的萌芽,可能是神经再生的证据。

三、临床表现

根据病变部位和临床症状,可分为下运动神经元型(包括进行性脊肌萎缩症和进行性延髓麻痹)、上运动神经元型(原发性侧索硬化症)和混合型(肌萎缩侧索硬化症)3 型。关于它们之间的关系尚未完全清楚,部分患者为这一单元疾病在不同发展阶段的表现,如早期只表现为肌萎缩以后才出现锥体束症状而呈现为典型的肌萎缩侧索硬化,但也有的患者病程中只有肌萎缩,极少数患者则在病程中只表现为缓慢进展的锥体束损害症状。

(一)肌萎缩侧索硬化症(amyotrophic lateral sclerosis,ALS)

本病起病隐袭,缓慢进展,临床表现为进行性发展的上、下肢肌萎缩、无力、锥体束损害以及延髓性麻痹,一般无感觉缺损。大多数患者发生于 30～50 岁,男性较女性发病率高 2～3 倍。多从一侧肢体开始,继而发展为双侧。首发症状为手指活动不灵,精细操作不准确,握力减退,继而手部肌肉萎缩,表现为"爪形手",然后向前臂、上臂和肩胛带肌发展,肌萎缩加重,肢体无力,直至瘫痪。肌萎缩区肌肉跳动感。与此同时患肢的腱反射亢进,并出现病理反射。上肢受累后不久或同时出现下肢症状,两下肢多同时发病,肌萎缩一般不明显,但腱反射亢进与病理反射较显著,即下肢主要表现为上运动神经元受累的特征。感觉系统客观检查无异常,患者主观有麻木、发凉感。随着病程延长,无力症状扩展到躯干及颈部,最后累及面部及延髓支配肌肉,表现延髓麻痹的临床表现。至疾病晚期,双侧胸锁乳突肌萎缩,患者无力转颈和抬头,多数病例还出现皮质延髓束、皮质脑桥束受累的脑干上运动神经元损害症状,如下颌反射,吸吮反射等亢进。病初一般无膀胱括约肌功能障碍,后期可出现排尿功能异常。呼吸肌受累,导致呼吸困难、胸闷、咳嗽无力,患者多死于肺部感染。

少数不典型病例的首发症状,可从下肢远端开始,以后累及上肢和躯干肌。关岛的 Chamorro 族及日本纪伊半岛当地人群的肌萎缩侧索硬化常合并帕金森病和痴呆,称帕金森痴呆和肌萎缩侧索硬化复合征。

(二)进行性脊肌萎缩症

运动神经元变性仅限于脊髓前角细胞,而不累及上运动神经元,表现为下运动神经元损害的症状和体征。发病年龄在 20～50 岁,男性较多,隐袭起病,缓慢进展,50岁以后发病极少见。临床主要表现为上肢远端的肌肉萎缩和无力,严重者出现爪形手。再发展至前臂、上臂和肩部肌群的肌萎缩。肌萎缩区可见肌束震颤。肌张力低、腱反射减弱或消失,感觉正常,锥体束阴性。首发于下肢者少见,本病预后较肌萎缩侧索硬化症好。

(三)原发性侧索硬化

本病仅限于上运动神经元变性而不累及下运动神经元。本病少见,男性居多。临床表现为锥体束受损。病变多侵犯下胸段,主要表现为缓慢进行性痉挛性截瘫或四肢瘫,双下肢或四肢无力,肌张力高,呈剪刀步态,腱反射亢进,病理征阳性,无感觉障碍。上肢症状出现晚,一般不波及颈髓和骶髓,故无膀胱直肠功能障碍。

(四)进行性延髓麻痹

本病多发病于老年前期,仅表现为延髓支配的下运动神经元受累,大多数患者迟早会发展为肌萎缩侧索硬化症。临床特征表现为构音不良、声音嘶哑、鼻音、饮水呛咳、吞咽困难及流涎等。检查时可见软腭活动和咽喉肌无力,咽反射消失,舌肌明显萎缩,舌肌束颤似蚯蚓蠕动。下部面肌受累可表现为表情淡漠、呆板。如果双侧皮质延髓束受累时,可出现假性延髓性麻痹症状群。本病发展迅速,通常在1～2年,因呼吸肌麻痹或继发肺部感染而死亡。

四、诊断和鉴别诊断

根据发病缓慢隐袭,逐渐进展加重,具有双侧基本对称的上或下或上下运动神经元混合损害症状,而无客观感觉障碍等临床特征,肌电图呈神经源性损害表现,肌肉活检为失神经性肌萎缩的典型病理改变,并排除了有关疾病后,一般诊断并不困难。

本病脑脊液的压力、成分和动力学检查均属正常,少数患者蛋白量可有轻度增高。虽有肌萎缩但血清酶学检查(磷酸肌酸激酶、乳酸脱氢酶等)多为正常。部分MND患者CSF及血中谷氨酸盐水平升高,这可能是由于谷氨酸盐转运异常所致。这一发现有助于临床对抗谷氨酸盐治疗效果的评价。脑脊液中神经递质相关因子如乙酰胆碱合成酶降低,细胞色素C降低,谷氨酸转氨酶降低,而胶原纤维酸性蛋白(GFAP)片段升高。这些生化改变往往先于临床症状而出现。

患肌的肌电图(EMG)可见纤颤、正尖和束颤等自发电位,运动单位电位的时限宽、波幅高、可见巨大电位,重收缩时运动单位电位的募集明显减少。肌电图检查时应多选择几块肌肉包括肌萎缩不明显的肌肉进行检测,胸锁乳突肌、胸段脊肌和舌肌 EMG 对诊断非常重要。腹直肌 EMG 检查本病胸段脊髓的临床下运动神经元损害,可提高临床早期诊断率。建立三叉神经颈反射(TCR)检测方法并用于检测 ALS 最早累及的上颈段及延髓区脑干的临床下运动神经元损害,可提高亚临床的检出率。应用运动单位计数的方法和技术对 ALS 病情变化进行动态评估和研究,可客观监测疾病发展的自然过程,定量评估病情进展与治疗的效果。应用单纤维 EMG 技术对早期 ALS 与颈椎病进行鉴别。

脊髓磁共振检查可显示脊髓萎缩。应用弥散张力磁共振显像(difusion tensor imaging,DTI)技术能早期发现 ALS 上运动神经元损害。

五、主要诊断依据

(1)中年后发病,进行性加重。

(2)表现为上、下运动神经元损害的症状和体征。

(3)无感觉障碍。

(4)脑脊液检查无异常。

(5)肌电图呈神经源性损害表现。神经传导速度往往正常。

(6)肌肉活检为失神经性肌萎缩的典型病理改变。

(7)已排除颈椎病、颈髓肿瘤、脊髓空洞症、脑干肿瘤等。

六、诊断标准

1998 年 Rowland 提出以下诊断标准。

(一)ALS 必须具备的条件

(1)20 岁以后起病。

(2)进展性,无明显的缓解期和平台期。

(3)所有患者均有肌萎缩和肌无力,多数有束颤。

(4)肌电图示广泛失神经。

(二)支持脊髓性肌萎缩(SMA)的条件

(1)上述的下运动神经元体征。

(2)腱反射消失。

(3)无 Hoffmann 和 Babinski 征。

(4)神经传导速度正常。

(三)支持 ALS 的条件

(1)具备支持脊髓性肌萎缩诊断的下运动神经元体征。

（2）必须有 Hoffmann 或 Babinski 征阳性或有膝、踝震挛。

（3）可有假性延髓性麻痹和情感不稳定或强哭强笑。

（4）多为消瘦体型。

（四）有可疑上运动神经元体征的 ALS(即 ALS-PUMNS)

（1）上述下运动神经元受累体征。

（2）肢体有肌无力和肌萎缩但腱反射保留，有肌肉抽动。

（3）无 Hoffmann 或 Babinski 征或膝、踝震挛。

（五）原发性侧索硬化的诊断标准

1.必要条件

（1）成年起病。

（2）无卒中史或支持多发性硬化的缓解复发病史。

（3）家族中无类似病史。

（4）痉挛性截瘫。

（5）下肢腱反射亢进。

（6）Babinski 征阳性或有踝震挛。

（7）无局限性肌无力、肌萎缩及肢体或舌肌束颤。

（8）无持续性的感觉异常或肯定的感觉缺失。

（9）无痴呆。

（10）肌电图无失神经的证据。

2.符合和支持诊断的条件

（1）假性延髓性麻痹（吞咽困难、构音障碍）。

（2）上肢的上运动神经元体征（手活动不灵活、轮替动作缓慢笨拙、双臂腱反射活跃、Hoffmann 征阳性）。

（3）痉挛性膀胱症状。

（4）MRI 示运动皮质萎缩及皮质脊髓束高信号。

（5）磁共振光谱（magnetic resonance spectroscope，MRS）有皮质乙酰天门冬氨酸缺失的证据。

（6）运动皮质磁刺激示中枢运动传导损害。

3.其他诊断

诊断原发性侧索硬化还应注意排除下列疾病。

（1）MRI 排除多发性硬化、后脑畸形、枕骨大孔区压迫性损害、颈椎病性脊髓病、脊髓空洞和多发性脑梗死。

（2）血液检查排除维生素 B_{12} 缺乏、HTLV-1(human T lymphocyte leukemia virus)、肾上腺脑白质营养不良、Lyme 病、梅毒、副蛋白血症。

（3）脑脊液检查排除多发性硬化、HTLV-1 感染和神经梅毒。

原发性侧索硬化的临床为排除性诊断，确诊要靠尸体解剖。

七、鉴别诊断

（一）颈椎病

颈椎病为中老年人普遍存在的脊椎退行性变，当引起上肢肌萎缩，伴下肢痉挛性肌力弱，且无感觉障碍时，与运动神经元病表现相似，有时鉴别甚为困难。但颈椎病病程十分缓慢，再根据颈椎 X 线检查或颈椎 CT 扫描或脊髓 MRI 上的阳性发现，并与临床症状仔细对比分析，可做出正确判断。

（二）颅颈区畸形

颅底凹陷症等颅颈区畸形，可引起后 4 对脑神经损害，上肢肌萎缩，下肢痉挛性瘫痪，但多早年起病，病程缓慢，常有颈项短、小脑损害症状及感觉障碍，X 线片有相应阳性发现，可做鉴别。

（三）脊髓和枕骨大孔附近肿瘤

颈髓肿瘤可引起一侧或两侧上肢肌萎缩伴痉挛性截瘫，后者还有后 4 对脑神经损害症状，但肿瘤有神经根性刺激症状和感觉障碍，膀胱排尿功能障碍常见，双侧症状往往不对称，脑脊液蛋白增高，可有椎管梗阻表现，脊髓造影和磁共振检查可提供较确切诊断依据。

（四）脊髓蛛网膜炎

颈髓蛛网膜炎也可引起上肢肌萎缩和下肢痉挛性瘫痪，但多呈亚急性起病，病情常有反复，双侧症状不对称，感觉障碍弥散而零乱，脑脊液常有异常。

（五）继发于其他疾病的肌萎缩侧索硬化症状群

如某些代谢障碍（低血糖等）、中毒（汞中毒等），以及恶性肿瘤有时也可引起类似肌萎缩侧索硬化症的临床表现，此时，须注意查找原发疾病。

八、治疗

（一）处理原则

MND 作为一种神经系统慢性致死性变性疾病，目前尚无将其治愈的方法。

（1）要高度重视患者自身的决定和自主性，要充分考虑患者及其家属的社会文化心理背景。

（2）给予患者及其家属充分的信息和时间以便做出对各种处理方案的选择，而且这些选择会随病情变化而改变。

（3）医务人员应给予患者连续和完整的医疗和护理。

（二）主要治疗方法

当前的主要治疗包括病因治疗、对症治疗和多种非药物的支持治疗。现阶段治疗研究的发展方向包括神经保护药、抗兴奋毒性药物、神经营养因子、抗氧化和自由基清除剂、干细胞和基因治疗等方面。

（1）维生素 E 和 B 族维生素口服。

（2）三磷腺苷（ATP）100 mg，肌内注射，每天 1 次；辅酶Ⅰ 100 U，肌内注射，每天 1 次；胞磷胆碱250 mg，肌内注射，每天 1 次，可间歇应用。

（3）针对肌肉痉挛可用地西泮 2.5～5.0 mg，口服，每天 2～3 次；巴氯芬 50～100 mg/d，分次服。

（4）利鲁唑（力如太）：能延长 MND 患者的存活期，但不能推迟发病时间。它通过 3 种机制发挥抑制作用，即抑制兴奋性氨基酸的释放、抑制兴奋性氨基酸受体受刺激后的反应及维持电压门控钠离子通道的非活动状态。用药方法为 50 mg，每天 2 次，口服，疗程为 1～1.5 年。该药耐受性好，常见不良反应有恶心、乏力和谷丙转氨酶升高。

（5）患肢按摩，被动活动。

（6）吞咽困难者，以鼻饲维持营养和水分的摄入。

（7）呼吸肌麻痹者，以呼吸机辅助呼吸。

（8）防治肺部感染。

（9）干细胞移植：干细胞作为一种具有较强自我更新能力和多向分化潜能的细胞，近年来在神经系统疾病治疗方面引起了医学界的普遍关注。研究发现，把神经干细胞直接移植到成年鼠脊髓损伤部位，可明显减轻脊髓损伤所导致的神经功能缺损。但治疗 MND 是否有效，仍处于试验阶段。

（10）神经营养因子：常用的神经生长因子有碱性成纤维细胞生长因子（bFGF）。bFGF 是一种广谱的神经元保护剂，动物实验表明它可以延缓 MND 的进程，防止肌肉萎缩和运动神经元变性。其他还有胰岛样生长因子-1（IGF-1）、睫状神经营养因子（CNTF）、脑源性神经营养因子（BDNF）、胶质细胞源性神经营养因子（GDNF）、非肽类神经营养因子、神经营养因子-3（NT-3）等。由于神经营养因子的半衰期短,体内生物利用度低,降解快,故应用到人体还受很多因素的限制。

(11)基因工程治疗:FinielS 等研究发现,特异高产的生长因子基因可以通过肌内注射重组腺病毒转染而到达运动神经元,然后经轴突逆向传输至神经元胞体,并通过注射肌肉的选择来决定基因转至脊髓的特定部位。此方法在动物实验中已取得成功。

(12)过氧化物歧化酶(SOD):磷脂酰胆碱铜/锌过氧化物歧化酶(PC-SOD)通过清除自由基,而达到延缓 MND 的进程,防止肌肉萎缩和运动神经元变性的作用。

(13)神经一氧化氮合酶抑制药:MND 患者 CNS 中一氧化氮含量增高,SOD活性下降,因此神经一氧化氮合酶抑制药能推迟发病时间及延缓脊髓运动神经元变性。

(14)免疫治疗:IVIG(静脉注射免疫球蛋白)治疗抗 GM1 抗体阳性的运动神经元综合征。IVIG 含有抗抗 GM1 独特型抗体,能阻止抗 GM1 与相应抗原的结合,从而达到治疗目的。但也有报道认为其作用机制与此无关。

(15)免疫抑制剂治疗:MND 存在免疫功能异常,有自身抗体存在,属于一种自身免疫性疾病,故免疫抑制剂治疗理论上有效,实践中效果并不令人满意。IL-6 及可溶性 IL-6 受体复合物,可激发信号传导成分 gp130 形成同源二聚体,具有神经保护作用。

(16)其他治疗:钙通道阻滞剂、中医中药、莨菪类药物(主要作用机制是改善患者的脊髓微循环,国内有报道此疗法效果尚可,但重复性并不理想)、变构蛇神经毒素、拟促甲状腺释放激素 JT-2942 等均可治疗 MND。

九、病程及预后

本病为一进行性疾病,但不同类型的患者病程有所不同,即使同一类型患者其进展快慢亦有差异。肌萎缩侧索硬化症平均病程 3 年左右,进展快的甚至起病后 1 年内即可死亡,进展慢的病程有时可达 10 年以上。成人型脊肌萎缩症一般发展较慢,病程长达 10 年以上。原发性侧索硬化症临床罕见,一般发展较为缓慢。死亡多因延髓性麻痹、呼吸肌麻痹、合并肺部感染或全身衰竭所致。

第五节　阿尔茨海默病

痴呆是由于脑功能障碍所致获得性、持续性认知功能障碍综合征。痴呆患者具有以下认知领域中至少三项受损：记忆、计算、定向力、注意力、语言、运用、视空间技能、执行功能及精神行为异常，并且其严重程度已影响到患者的日常生活、社会交往和工作能力。

一、老年期痴呆常见的病因

(一)神经系统变性性疾病

阿尔茨海默病、额颞叶痴呆、亨廷顿病、帕金森痴呆、进行性核上性麻痹、关岛-帕金森痴呆综合征、脊髓小脑变性、自发性基底节钙化、纹状体黑质变性、异染性脑白质营养不良和肾上腺脑白质营养不良等。

(二)血管性疾病

脑梗死、脑动脉硬化（包括腔隙状态和 Binswanger 病）、脑栓塞、脑出血、血管炎症（如系统性红斑狼疮与 Behcet 综合征）、脑低灌注。

(三)外伤

外伤后脑病、拳击家痴呆。

(四)颅内占位

脑瘤（原发性、继发性）、脑脓肿及硬膜下血肿。

(五)脑积水

交通性脑积水（正常颅压脑积水）及非交通性脑积水。

(六)内分泌和营养代谢障碍性疾病

甲状腺、肾上腺、垂体和甲状旁腺功能障碍引起的痴呆；低血糖反应、糖尿病、肝性脑病、非 Wilson 肝脑变性、Wilson 病、尿毒症性脑病、透析性痴呆、脂代谢紊乱、卟啉血症、严重贫血、缺氧（心脏病、肺功能衰竭）、慢性电解质紊乱和肿瘤；维生素 B_{12}、维生素 B_6 及叶酸缺乏。

(七)感染

艾滋病、真菌性脑膜脑炎、寄生虫性脑膜脑炎、麻痹性痴呆、其他各种脑炎后遗症、亚急性海绵状脑病、Gerstmann-Strausler 综合征和进行性多灶性白质脑病。

(八)中毒

酒精、某些药物(抗高血压药、肾上腺皮质激素类、非固醇类抗感染药、抗抑郁药、锂、抗胆碱制剂、巴比妥类和其他镇静安眠药、抗惊厥药、洋地黄制剂、抗心律失常药物、阿片类药物及多种药物滥用)。

(九)工业毒物和金属

铝、砷、铅、金、铋、锌、一氧化碳、有机溶剂、锰、甲醇、有机磷、汞、二硫化碳、四氯化碳、甲苯类、三氯甲烷。

阿尔茨海默病(Alzheimer's disease,AD)是一种以认知功能障碍、日常生活能力下降以及精神行为异常为特征的神经系统退行性疾病,是老年期痴呆最常见的原因之一。其特征性病理改变为老年斑、神经原纤维缠结和选择性神经元与突触丢失。临床特征为隐袭起病及进行性认知功能损害。记忆障碍突出,可有视空间技能障碍、失语、失算、失用、失认及人格改变等,并导致社交、生活或职业功能损害。病程通常为 4～12 年。绝大多数阿尔茨海默病为散发性,约 5% 有家族史。

二、流行病学

阿尔茨海默病发病率随年龄增长而逐步上升。欧美国家 65 岁以上老人阿尔茨海默病患病率为 5%～8%,85 岁以上老人患病率高达 47%～50%。我国60 岁以上人群阿尔茨海默病患病率为 3%～5%。目前我国约有 500 万痴呆患者,主要是阿尔茨海默病患者。发达国家未来 50 年内阿尔茨海默病的发病率将增加 2 倍。预计到 2025 年全球将有 2 200 万阿尔茨海默病患者,到 2050 年阿尔茨海默病患者将增加到 4 500 万。发达国家阿尔茨海默病已成为仅次于心血管病、肿瘤和卒中而位居第 4 位的死亡原因。

三、病因学

(一)遗传学因素——基因突变学说

迄今已筛选出 3 个阿尔茨海默病相关致病基因和 1 个易感基因,即第 21 号染色体的淀粉样前体蛋白(β amyloid precursor protein,APP)基因、第 14 号染色体的早老素 1(presenilin1,PS-1)基因、第 1 号染色体的早老素 2(presenilin2,PS-2)基因和第 19 号染色体的载脂蛋白 E(apolipoprotein E,apoE)ε4 等位基因。

前三者与早发型家族性阿尔茨海默病有关，apoEε4等位基因是晚发性家族性阿尔茨海默病的易感基因。

(二)非遗传因素

脑外伤、感染、铝中毒、吸烟、高热量饮食、叶酸不足、受教育水平低下及一级亲属中有唐氏综合征等都会增加阿尔茨海默病患病风险。

四、发病机制

目前针对阿尔茨海默病的病因及发病机制有多种学说，如淀粉样变级联假说、tau蛋白过度磷酸化学说、神经递质功能障碍学说、自由基损伤学说、钙平衡失调学说等。任何一种学说都不能完全解释阿尔茨海默病所有的临床表现。

(一)淀粉样变级联假说

脑内β淀粉样蛋白（β amyloid，Aβ）产生与清除失衡所致神经毒性Aβ（可溶性Aβ寡聚体）聚集和沉积启动阿尔茨海默病病理级联反应，并最终导致NFT和神经元丢失。Aβ的神经毒性作用包括破坏细胞内Ca^{2+}稳态、促进自由基的生成、降低K^+通道功能、增加炎症性细胞因子引起的炎症反应，并激活补体系统、增加脑内兴奋性氨基酸（主要是谷氨酸）的含量等。

(二)tau蛋白过度磷酸化学说

神经原纤维缠结的核心成分为异常磷酸化的tau蛋白。阿尔茨海默病脑内细胞信号转导通路失控，引起微管相关蛋白——tau蛋白过度磷酸化、异常糖基化以及泛素蛋白化，使其失去微管结合能力，自身聚集形成神经原纤维缠结。

(三)神经递质功能障碍

脑内神经递质活性下降是重要的病理特征。可累及乙酰胆碱系统（ACh）、兴奋性氨基酸、5-羟色胺、多巴胺和神经肽类等，尤其是基底前脑胆碱能神经元减少，海马突触间隙ACh合成、储存和释放减少，谷氨酸的毒性作用增加。

(四)自由基损伤学说

阿尔茨海默病脑内超氧化物歧化酶活性增强，脑葡萄糖-6-磷酸脱氢酶增多，脂质过氧化，造成自由基堆积。后者损伤生物膜，造成细胞内环境紊乱，最终导致细胞凋亡；损伤线粒体造成氧化磷酸化障碍，加剧氧化应激；改变淀粉样蛋白代谢过程。

(五)钙稳态失调学说

阿尔茨海默病患者神经元内质网钙稳态失衡，使神经元对凋亡和神经毒性作用的敏感性增强;改变 APP 剪切过程;导致钙依赖性生理生化反应超常运转,耗竭 ATP,产生自由基,造成氧化损伤。

(六)内分泌失调学说

流行病学研究结果表明,雌激素替代疗法能降低绝经妇女患阿尔茨海默病的危险性,提示雌激素缺乏可能增加阿尔茨海默病发病率。

(七)炎症反应

神经毒性 Aβ 通过与特异性受体如糖基化蛋白终产物受体、清除剂受体和丝氨酸蛋白酶抑制剂酶复合物受体结合,活化胶质细胞。后者分泌补体、细胞因子及氧自由基,启动炎症反应,形成由 Aβ、胶质细胞以及补体或细胞因子表达上调等共同构成的一个复杂的炎性损伤网络,促使神经元变性。

五、病理特征

本病的病理特征大体上呈弥散性皮质萎缩,尤以颞叶、顶叶、前额区及海马萎缩明显。脑回变窄,脑沟增宽,脑室扩大。镜下改变包括老年斑(senile plaque,SP)、神经原纤维缠结(neural fibrillar ytangles,NFT)、神经元与突触丢失、反应性星形胶质细胞增生、小胶质细胞活化以及血管淀粉样变。老年斑主要存在于新皮质、海马、视丘、杏仁核、尾状核、豆状核、Meynert 基底核与中脑。镜下表现为退变的神经轴突围绕淀粉样物质组成细胞外沉积物,形成直径 $50\sim200\ \mu m$ 的球形结构。主要成分为 Aβ、早老素 1、早老素 2、α_1 抗糜蛋白酶、apoE 和泛素等。神经原纤维缠结主要成分为神经元胞质中过度磷酸化的 tau 蛋白和泛素的沉积物,以海马和内嗅区皮质最为常见。其他病理特征包括海马锥体细胞颗粒空泡变性,轴索、突触异常断裂和皮质动脉及小动脉淀粉样变等。

六、临床表现

本病通常发生于老年或老年前期,隐匿起病,缓慢进展。以近记忆力减退为首发症状,逐渐累及其他认知领域,并影响日常生活与工作能力。早期对生活丧失主动性,对工作及日常生活缺乏热情。病程中可出现精神行为异常,如幻觉、妄想、焦虑、抑郁、攻击、收藏、偏执、易激惹性、人格改变等。最常见的是偏执性质的妄想,如被窃妄想、认为配偶不忠有意抛弃其的妄想。随痴呆进展,精神症状逐渐消失,而行为学异常进一步加剧,如大小便失禁、不知饥饱等,最终出现运动功能障碍,如肢体僵硬、卧床不起。1996 年国际老年精神病学会制定了一个新的疾病现象术语,即"痴呆的行为和精神症状",来描述痴呆过程中经常出现的知觉、思维内容、心境或行为紊乱综合征。这是精神生物学、心理学和社会因素综合作用的结果。

七、辅助检查

(一)神经影像学检查

(1)头颅 MRI 检查早期表现为内嗅区和海马萎缩。

(2)质子磁共振频谱(^{1}H-megnetic resonance spectroscoper，^{1}H-MRS)：对阿尔茨海默病早期诊断具有重要意义，表现为扣带回后部皮质肌醇(myo-inositol，mI)升高。额颞顶叶和扣带回后部出现 N-乙酰门冬氨酸(N-acetylaspartate，NAA)水平下降。

(3)SPECT 及 PET：SPECT 显像发现额颞叶烟碱型 AChR 缺失以及额叶、扣带回、顶叶及枕叶皮质 5-HT 受体密度下降。

(4)PET 显像提示此区葡萄糖利用下降。

(5)功能性磁共振成像(functional MRI，fMRI)：早期阿尔茨海默病患者在接受认知功能检查时相应脑区激活强度下降或激活区范围缩小和远处部位的代偿反应。

(二)脑脊液蛋白质组学

脑脊液存在一些异常蛋白的表达，如 apoE、tau 蛋白、APP 及 AChE 等。

(三)神经心理学特点

通常表现为多种认知领域功能障碍和精神行为异常，以记忆障碍为突出表现，并且日常生活活动能力受损。临床常用的痴呆筛查量表有简明智能精神状态检查量表(mini-mental state examination，MMSE)、画钟测验和日常生活能力量表等。痴呆诊断常用量表有记忆测查(逻辑记忆量表或听觉词语记忆测验)、注意力测查(数字广度测验)、言语流畅性测验、执行功能测查(stroop 色词-干扰测验或威斯康星卡片分类测验)和神经精神科问卷。痴呆严重程度评定量表有临床痴呆评定量表(clinical dementia rating，CDR)和总体衰退量表(global deterioration scale，GDS)。总体功能评估常用临床医师访谈时对病情变化的印象补充量表(CIBIC-Plus)。额叶执行功能检查内容包括启动(词语流畅性测验)、抽象(谚语解释、相似性测验)、反应-抑制和状态转换(交替次序、执行-不执行、运动排序测验、连线测验和威斯康星卡片分类测验)。痴呆鉴别常用量表有 Hachinski 缺血量表评分(HIS)及汉密尔顿焦虑、抑郁量表。

1.记忆障碍

记忆障碍是阿尔茨海默病典型的首发症状，早期以记忆力减退为主。随病情进展累及远记忆力。情景记忆障碍是筛选早期阿尔茨海默病的敏感指标。

2.其他认知领域功能障碍

其他认知领域功能障碍表现为定向力、判断与思维、计划与组织能力、熟练运用及社交能力下降。

3.失用

失用包括结构性失用（画立方体）、观念-运动性失用（对姿势的模仿）和失认、视觉性失认（对复杂图形的辨认）、自体部位辨认不能（手指失认）。

4.语言障碍

阿尔茨海默病早期即存在不同程度的语言障碍。核心症状是语义记忆包括语义启动障碍、语义记忆的属性概念和语义/词类范畴特异性损害。阿尔茨海默病患者对特定的词类（功能词、内容词、名词、动词等）表现出认知失常，即词类范畴特异性受损。可表现为找词困难、命名障碍和错语等。

5.精神行为异常

阿尔茨海默病病程中常常出现精神行为异常，如幻觉、妄想、焦虑、易激惹及攻击等。疾病早期往往有较严重的抑郁倾向，随后出现人格障碍、幻觉和妄想，虚构不明显。

6.日常生活活动能力受累

阿尔茨海默病患者由于失语、失用、失认、计算不能，通常不能继续原来的工作，不能继续理财。疾病晚期出现锥体系和锥体外系病变，如肌张力增高、运动迟缓及姿势异常。最终患者可呈强直性或屈曲性四肢瘫痪。

(四)脑电图检查

早期 α 节律丧失及电位降低，常见弥散性慢波，且脑电节律减慢的程度与痴呆严重程度相关。

八、诊断标准

(一)美国《精神障碍诊断与统计手册》制定的痴呆诊断标准

(1)多个认知领域功能障碍：①记忆障碍，即学习新知识或回忆以前学到的知识的能力受损。②以下认知领域至少有1项受损，即失语、失用、失认、执行功能损害。

(2)认知功能障碍导致社交或职业功能显著损害，或者较原有水平显著减退。

（3）隐匿起病，认知功能障碍逐渐进展。

（4）同时排除意识障碍、神经症、严重失语以及脑变性疾病（额颞叶痴呆、路易体痴呆以及帕金森痴呆等）或全身性疾病所引起的痴呆。

（二）阿尔茨海默病临床常用的诊断标准

阿尔茨海默病临床常用的诊断标准有 DSM-Ⅳ-R、ICD-10 和 1984 年 Mckhann 等制定的美国国立神经病学或语言障碍和卒中-老年性痴呆及相关疾病协会研究用诊断标准（NINCDS-ADRDA），将阿尔茨海默病分为肯定、很可能、可能等不同等级。

1.很可能阿尔茨海默病

（1）痴呆：老年或老年前期起病，主要表现为记忆障碍和一个以上其他认知领域功能障碍（失语、失用和执行功能损害），造成明显的社会或职业功能障碍。认知功能或非认知功能障碍进行性加重。认知功能损害不是发生在谵妄状态，也不是由于其他引起进行性认知功能障碍的神经系统或全身性疾病所致。

（2）支持诊断：单一认知领域功能如言语（失语症）、运动技能（失用症）、知觉（失认症）的进行性损害；日常生活能力损害或精神行为学异常；家族史，尤其是有神经病理学或实验室证据者；非特异性 EEG 改变如慢波活动增多；头颅 CT 示有脑萎缩。

（3）排除性特征：突然起病或卒中后起病。病程早期出现局灶性神经功能缺损体征如偏瘫、感觉缺失、视野缺损、共济失调。起病时或疾病早期出现抽搐发作或步态障碍。

2.可能阿尔茨海默病

临床可能阿尔茨海默病有痴呆症状，但没有发现足以引起痴呆的神经、精神或躯体疾病；在起病或病程中出现变异；继发于足以导致痴呆的躯体或脑部疾病，但这些疾病并不是痴呆的病因；在缺乏可识别病因的情况下出现单一的、进行性加重的认知功能障碍。

3.肯定阿尔茨海默病

符合临床很可能痴呆诊断标准，并且有病理结果支持。

根据临床痴呆评定量表、韦氏成人智力量表（全智商）可把痴呆分为轻度、中度和重度痴呆三级。具体标准有以下几点。

（1）轻度痴呆：虽然患者的工作和社会活动有明显障碍，但仍有保持独立生活能力，并且个人卫生情况良好，判断能力几乎完好无损。全智商 55～70。

(2)中度痴呆:独立生活能力受到影响(独立生活有潜在危险),对社会和社会交往的判断力有损害,不能独立进行室外活动,需要他人的某些扶持。全智商40～54。

(3)重度痴呆:日常生活严重受影响,随时需要他人照料,即不能维持最低的个人卫生,患者已变得语无伦次或缄默不语,不能作出判断或不能解决问题。全智商40以下。

九、鉴别诊断

(一)血管性痴呆

血管性痴呆可突然起病或逐渐发病,病程呈波动性进展或阶梯样恶化。可有多次卒中史,既往有高血压、动脉粥样硬化、糖尿病、心脏疾病、吸烟等血管性危险因素。通常有神经功能缺损症状和体征,影像学上可见多发脑缺血软化灶。每次脑卒中都会加重认知功能障碍。早期记忆功能多正常或仅受轻微影响,但常伴有严重的执行功能障碍,表现为思考、启动、计划和组织功能障碍,抽象思维和情感也受影响;步态异常常见,如步态不稳、拖曳步态或碎步。

(二)Pick病

与Pick病鉴别具有鉴别价值的是临床症状出现的时间顺序。Pick病早期出现人格改变、言语障碍和精神行为学异常,遗忘出现较晚。影像学上以额颞叶萎缩为特征。约1/4的患者脑内存在Pick小体。阿尔茨海默病患者早期出现记忆力、定向力、计算力、视空间技能和执行功能障碍。人格与行为早期相对正常。影像学上表现为广泛性皮质萎缩。

(三)路易体痴呆

路易体痴呆主要表现为波动性持续(1～2天)认知功能障碍、鲜明的视幻觉和帕金森综合征。视空间技能、近事记忆及注意力受损程度较阿尔茨海默病患者严重。以颞叶、海马、扣带回、新皮质、黑质及皮质下区域广泛的路易体为特征性病理改变。病程3～8年。一般对镇静剂异常敏感。

(四)增龄性记忆减退

50岁以上的社区人群约50%存在记忆障碍。此类老年人可有记忆减退的主诉,主要影响记忆的速度与灵活性,但自知力保存,对过去的知识和经验仍保持良好。很少出现计算、命名、判断、思维、语言与视空间技能障碍,且不影响日常生活活动能力。神经心理学测查证实其记忆力正常,无精神行为学异常。

(五)抑郁性神经症

抑郁性神经症是老年期常见的情感障碍性疾病,鉴别如表 5-2。

表 5-2 真性痴呆与假性痴呆鉴别

鉴别点	假性痴呆	真性痴呆
起病	较快	较缓慢
认知障碍主诉	详细、具体	不明确
痛苦感	强烈	无
近事记忆与远事记忆	丧失同样严重	近事记忆损害比远事记忆严重
界限性遗忘	有	无
注意力	保存	受损
典型回答	不知道	近似性错误
对能力的丧失	加以夸张	隐瞒
简单任务	不竭力完成	竭力完成
对认知障碍的补偿	不设法补偿	依靠日记、日历设法补偿
同样困难的任务	完成有明显的障碍	普遍完成差
情感	受累	不稳定,浮浅
社会技能	丧失较早,且突出	早期常能保存
定向力检查	常答"不知道"	定向障碍不常见
行为与认知障碍严重程度	不相称	相称
认知障碍夜间加重	不常见	常见
睡眠障碍	有	不常有
既往精神疾病史	常有	不常有

抑郁性神经症诊断标准(《中国精神疾病分类方案与诊断标准》,第 2 版,CC-MD-Ⅱ-R)有以下几点。

1.症状

心境低落每天出现,晨重夜轻,持续 2 周以上,至少有下述症状中的 4 项。①对日常活动丧失兴趣,无愉快感;精力明显减退,无原因的持续疲乏感。②精神运动性迟滞或激越。伴发精神症状如焦虑、易激惹、淡漠、疑病症、强迫症状或情感解体(有情感却泪流满面地说我对家人无感情)。③自我评价过低、自责、内疚感,可达妄想程度。④思维能力下降、意志行为减退、联想困难。⑤反复想死的念头或自杀行为。⑥失眠、早醒、睡眠过多。⑦食欲缺乏,体重明显减轻或性欲下降。⑧性欲减退。

2.严重程度

社会功能受损;给本人造成痛苦和不良后果。

3.排除标准

不符合脑器质性精神障碍、躯体疾病与精神活性物质和非依赖性物质所致精神障碍;可存在某些分裂性症状,但不符合精神分裂症诊断标准。

(六)轻度认知功能损害(mild cognitive impairment,MCI)

过去多认为 MCI 是介于正常老化与痴呆的一种过渡阶段,目前认为 MCI 是一种独立的疾病,患者可有记忆障碍或其他认知领域损害,但不影响日常生活。

(七)帕金森痴呆疾病

帕金森痴呆疾病早期主要表现为帕金森病典型表现,多巴类药物治疗有效。疾病晚期出现痴呆及精神行为学异常(错觉、幻觉、妄想及抑郁等)。帕金森痴呆属于皮质下痴呆,多属于轻中度痴呆。

(八)正常颅压性脑积水

正常颅压性脑积水常见于中老年患者,隐匿性起病。临床上表现为痴呆、步态不稳及尿失禁三联征。无头痛、呕吐及视盘水肿等症。腰穿脑脊液压力不高。神经影像学检查有脑室扩大的证据。

(九)亚急性海绵状脑病

亚急性海绵状脑病急性或亚急性起病,迅速出现智能损害,伴肌阵挛,脑电图在慢波背景上出现特征性三相波。

十、治疗

由于本病病因未明,至今尚无有效的治疗方法。目前仍以对症治疗为主。

(一)神经递质治疗药物

1.拟胆碱能药物

拟胆碱能药物主要通过抑制 AChE 活性,阻止 ACh 降解,提高胆碱能神经元功能。有 3 种途径加强胆碱能效应:ACh 前体药物、胆碱酯酶抑制剂(acetyl-cholinesterase inhibitor,AChEI)及胆碱能受体激动剂。

(1)补充 ACh 前体:ACh 前体包括胆碱及卵磷脂。动物实验表明,胆碱和卵磷脂能增加脑内 ACh 生成,但在阿尔茨海默病患者身上未得到证实。

(2)胆碱酯酶抑制剂(AChEI)为最常用和最有效的药物。通过抑制乙酰胆碱酯酶而抑制乙酰胆碱降解,增加突触间隙乙酰胆碱浓度。第一代 AChEI 他克林,由于肝脏毒性和胃肠道反应而导致临床应用受限。第二代 AChEI 有盐酸多奈哌齐、艾斯能、石杉碱甲、毒扁豆碱、加兰他敏、美曲磷脂等,具有选择性好、作用时间长等优点,是目前治疗阿尔茨海默病的首选药物。①盐酸多奈哌齐:商品名为安理申、思博海,是治疗轻中度阿尔茨海默病的首选药物。开始服用剂量为 5 mg/d,睡前服用。如无不良反应,4～6 周后剂量增加到 10 mg/d。不良反应主要与胆碱能作用有关,包括恶心、呕吐、腹泻、肌肉痉挛、胃肠不适、头晕等,大多在起始剂量时出现,症状较轻,无肝毒性。②重酒石酸卡巴拉丁:商品名为艾斯能。用于治疗轻中度阿尔茨海默病。选择性抑制皮质和海马 AChE 优势亚型-G1。同时抑制丁酰胆碱酯酶,外周胆碱能不良反应少。开始剂量1.5 mg,每天 2 次或 3 次服用。如能耐受,2 周后增至 6 mg/d。逐渐加量,最大剂量 12 mg/d。不良反应包括恶心、呕吐、消化不良和食欲缺乏等,随着治疗的延续,不良反应的发生率降低。③石杉碱甲:商品名为双益平。这是我国学者从石杉科石杉属植物蛇足石杉(千层塔)提取出来的新生物碱,不良反应小,无肝毒性。适用于良性记忆障碍、阿尔茨海默病和脑器质性疾病引起的记忆障碍。0.2～0.4 mg/d,分 2 次口服。④加兰他敏:由石蒜科植物沃氏雪莲花和水仙属植物中提取的生物碱,用于治疗轻中度阿尔茨海默病。推荐剂量为 15～30 mg/d,1 个疗程为 8～10 周。不良反应有恶心、呕吐及腹泻等。缓慢加大剂量可增强加兰他敏的耐受性。1 个疗程至少 8～10 周。无肝毒性。⑤美曲丰:属于长效 AChEI,不可逆性抑制中枢神经系统乙酰胆碱酯酶。胆碱能不良反应小,主要是胃肠道反应。⑥庚基毒扁豆碱:这是毒扁豆碱亲脂性衍生物,属长效 AChEI。毒性仅为毒扁豆碱的 1/50,胆碱能不良反应小。推荐剂量40～60 mg/d。

(3)胆碱能受体(烟碱受体或毒蕈碱受体)激动剂:以往研究过的非选择性胆碱能受体激动剂包括毛果芸香碱及槟榔碱等因缺乏疗效或兴奋外周 M 受体而产生不良反应,现已弃用。选择性作用于 M_1 受体的新药正处于临床试验中。

2.N-甲基-D-天冬氨酸(NMDA)受体阻滞剂

此型代表药物有盐酸美金刚,用于中重度阿尔茨海默病治疗。

(二)以 Aβ 为治疗靶标

未来治疗将以 Aβ 为靶点减少脑内 Aβ 聚集和沉积作为药物干预的目标。包括减少 Aβ 产生、加快清除、阻止其聚集,或对抗 Aβ 的毒性和抑制它所引起的免疫炎症反应与凋亡的方法都成为合理的阿尔茨海默病治疗策略。

此类药物目前尚处于研究阶段。α 分泌酶激动剂不是首选的分泌酶靶点。

APPβ 位点 APP 内切酶（beta site amyloid precursor protein cleavage enzyme，BACE）1 和高度选择性 γ 分泌酶抑制剂可能是较好的靶途径。

1.Aβ 免疫治疗

1999 年动物实验发现，Aβ42 主动免疫阿尔茨海默病小鼠模型能清除脑内斑块，并改善认知功能。Aβ 免疫治疗的可能机制：抗体 FC 段受体介导小胶质细胞吞噬 Aβ 斑块、抗体介导的淀粉样蛋白纤维解聚和外周 Aβ 沉积学说。2001 年轻中度阿尔茨海默病患者 Aβ42 主动免疫Ⅰ期临床试验显示人体较好的耐受性。Ⅱ期临床试验结果提示，Aβ42 主动免疫后患者血清和脑脊液中出现抗 Aβ 抗体。ⅡA 期临床试验部分受试者出现血-脑屏障损伤及中枢神经系统非细菌性炎症。炎症的出现可能与脑血管淀粉样变有关。为了减少不良反应，可采取其他措施将潜在的危险性降到最低，如降低免疫剂量、诱发较为温和的免疫反应、降低免疫原的可能毒性、表位疫苗诱发特异性体液免疫反应，或是使用特异性被动免疫而不激发细胞免疫反应。通过设计由免疫原诱导的 T 细胞免疫反应，就不会直接对 Aβ 发生反应，因此不可能引起传统的 T 细胞介导的自身免疫反应。这种方法比单纯注射完整的 Aβ 片段会产生更多结构一致的 Aβ 抗体，并增强抗体反应。这一假设已经得到 APP 转基因鼠和其他种的动物实验的证实。将 Aβ 的第16～33 位氨基酸进行部分突变后，也可以提高疫苗的安全性。通过选择性地激活针对 β 淀粉样蛋白的特异性体液免疫反应、改进免疫原等方法，避免免疫过程中所涉及的细胞免疫反应，可能是成功研制阿尔茨海默病疫苗的新方法。另外，人源化 Aβ 抗体的被动免疫治疗可以完全避免针对 Aβ 细胞反应。如有不良反应出现，可以停止给药，治疗药物会迅速从身体内被清除。虽然主动免疫能够改善阿尔茨海默病动物的精神症状，但那毕竟只是仅由淀粉样蛋白沉积引起行为学损伤的模型。Aβ42 免疫不能对神经元纤维缠结有任何影响。神经元纤维缠结与认知功能损伤密切相关。

2.金属螯合剂的治疗

Aβ 积聚在一定程度上依赖于 Cu^{2+}/Zn^{2+} 的参与。活体内螯合这些金属离子可以阻止 Aβ 聚集和沉积。抗生素氯碘羟喹具有 Cu^{2+}/Zn^{2+} 螯合剂的功能，治疗 APP 转基因小鼠数月后 Aβ 沉积大大减少。相关药物已进入Ⅱ期临床试验。

（三）神经干细胞（nerve stem cell，NSC）移植

神经干细胞移植临床应用最关键的问题是如何在损伤部位定向诱导分化为胆碱能神经元。目前，体内外 NSC 的定向诱导分化尚未得到很好的解决，尚处于实验阶段。

(四) Tau 蛋白与阿尔茨海默病治疗

以 Tau 蛋白为位点的药物研究和开发也成为国内、外学者关注的焦点。

(五) 非胆碱能药物

长期大剂量吡拉西坦(脑复康)、茴拉西坦或奥拉西坦能促进神经元 ATP 合成,延缓阿尔茨海默病病程进展,改善命名和记忆功能。银杏叶制剂可改善神经元代谢,减缓阿尔茨海默病进展。双氢麦角碱(喜得镇):为 3 种麦角碱双氢衍生物的等量混合物,有较强的 α 受体阻断作用,能改善神经元对葡萄糖的利用。可与多种生物胺受体结合,改善神经递质传递功能。1～2 mg,每天 3 次口服。长期使用非甾体抗炎药能降低阿尔茨海默病的发病风险。选择性 COX-2 抑制剂提倡用于阿尔茨海默病治疗。辅酶 Q 和单胺氧化酶抑制剂司来吉林能减轻神经元细胞膜脂质过氧化导致的线粒体 DNA 损伤。他汀类药物能够降低阿尔茨海默病的危险性。钙通道阻滞剂尼莫地平可通过调节阿尔茨海默病脑内钙稳态失调而改善学习和记忆功能。神经生长因子和脑源性神经营养因子能够改善学习、记忆功能和促进海马突触重建,减慢残存胆碱能神经元变性,现已成为阿尔茨海默病治疗候选药物之一。

(六) 精神行为异常的治疗

一般选择安全系数高、不良反应少的新型抗精神病药物,剂量通常为成人的 1/4 左右。小剂量开始,缓慢加量。常用的抗精神病药物有:奥氮平(5 mg)、维斯通(1 mg)或思瑞康(50～100 mg),每晚一次服用,视病情而增减剂量。阿尔茨海默病患者伴发抑郁时首先应加强心理治疗,必要时可考虑给予小剂量抗抑郁药。

十一、预后

目前的治疗方法都不能有效遏制阿尔茨海默病进展。即使治疗病情仍会逐渐进展,通常病程为 4～12 年。患者多死于并发症,如肺部感染、压疮和深静脉血栓形成。加强护理对阿尔茨海默病患者的治疗尤为重要。

十二、康复与护理

康复应以护理和心理支持为主。通过行为治疗矫正患者各种不良行为,如吸烟、饮酒及高盐高脂饮食等。对可能迷路的患者,衣兜里放置写有姓名、住址、联系电话等内容的卡片,防止走失。对于已经丧失环境适应能力的患者,应在家里护理,督促和训练进餐、穿衣、洗浴及如厕。同时合理地训练患者的记忆、理解、判断、计算和推理能力。必要时建立家庭病房,医务人员定期指导。医护人员和看护人员要与患者保持融洽的关系,给予患者安慰,取得信赖。鼓励患者参加适宜的社交活动,树立生活信心,消除心境低落和孤单感。

第六节　额颞叶痴呆

额颞叶痴呆(frontotemporal dementia,FTD)是始于中年的进行性痴呆,特点是缓慢发展的性格改变及社会性衰退(包括社会品行极度改变、释抑制行为)。随后出现智能、记忆和言语功能的损害,(偶然)伴有淡漠、欣快和锥体外系症状。神经病理学表现是选择性额叶或颞叶萎缩,而神经炎斑及神经纤维缠结的数量未超出正常的老龄化进程,社交及行为异常的表现出现在明显的记忆损害之前。目前已认为FTD是仅次于阿尔茨海默病和路易小体痴呆的另一种常见中枢神经系统退行性疾病,约占老年期痴呆人群20%。由于对本病的认识不足,诊断上多将其划归在阿尔茨海默病或其他痴呆症群,加上流行病调查资料有限,因此其诊断率可能远低于实际发病率。综合各国痴呆的尸检提示 FTD 的患病率为1%～12%。

FTD 的发病年龄低于阿尔茨海默病,好发于老年前期,以 45～65 岁为多发年龄段。文献报道中有30岁以前和80岁发病的患者,甚至有 1 例于 21 岁发病的 FTD。Neary 等(2005 年)调查了英国和荷兰的资料显示,45～64 岁的患病率为 1.5%,50～59 岁的患病率为 3.6%,60～69 岁的患病率为 9.4%,70～79 岁下降至 3.8%。40%～50%的患者有家族史,男女比例为 50：50。平均存活期限6～8 年,最短 2 年,最长 20 年。部分合并运动神经元障碍(MND)的 FTD 患者病死率高,平均生存年限为 3 年,主要与吞咽困难及吸入性肺炎有关。

有关 FTD 的描述要早于阿尔茨海默病。1892 年 Arnold Pick 最早报道进行性精神衰退和语言功能障碍病例,依据脑的尸检资料,描述了与局灶性额颞叶萎缩有关的痴呆症群,他注意到在正常和萎缩的脑组织之间有明显的分界。Aloies Alzheimer 后来报道了该类患者脑内神经元的空泡性变化和细胞内包涵体(后称为 Pick 小体)。20 世纪 20 年代以后许多学者依据本痴呆症群出现 Pick 小体和细胞空泡化的特点,将本病命名为 Pick 病,以有别于阿尔茨海默病。

1982 年,Mesulam 报道 6 例进行性失语,并在数年内逐渐加重,表现出痴呆征象,但非全面性痴呆,称之为原发性进行性失语(primary progres sive aphasia,

PPA)。随后又有报道单独右侧额或颞区变性病例,表现为不能认识家人、不能记住地形间联系等。Neary 等以及 Snowden 等总结多数病例后提出额叶性行为异常概念,即失抑制、冲动、惰性、社交意识丧失、忽视个人卫生、精神僵化、刻板行为及"利用行为"(即捡起和使用环境中任何物体),还包括语言功能异常如说话减少、缄默、模仿语言及重复语言等。

最近几年,发现部分患者在出现与额颞叶萎缩有关的痴呆症群的同时,伴有进行性的运动神经元病,或伴有帕金森病综合征。1987 年,Gustafson 首先提出额颞叶痴呆这一概念,包括:Pick 病、额颞叶变性、进行性失语、语义性痴呆。

FTD 可合并运动神经元病(motor neural disease,MND)或帕金森综合征。尽管与额颞叶变性有关的症状群很多,而且组织病理改变也不尽相同。但近年来,已倾向采用 FTD 这一诊断来概括这一临床症状群。

随着临床研究的进展,研究者在 1994 年就提出了额颞叶退行性病变(frontotemporal lobar degeneration,FTLD)这一概念,包括额颞叶痴呆(FTD)、语义性痴呆(SD)和进行性非流畅性失语(progressive nonfluent aphasia,PNFA)。

一、病因和发病机制

FTD 的病因及发病机制尚不清楚。研究显示额颞叶痴呆与 Pick 病患者额叶及颞叶皮质5-HT能递质减少,推测额颞叶功能减退可能与 5-HT 系统改变有关。脑组织及脑脊液中 DA 释放也有下降,而未发现胆碱能系统异常。但近年 Odawara 发现在不具有 Pick 小体的 FTD 患者的颞叶中,毒蕈碱样乙酰胆碱受体的数量明显减少,尤其是 M1 型受体。与突触前胆碱能神经元受损不同,这种胆碱受体神经元损害更为严重,并且胆碱酯酶抑制剂治疗无效。40%～50%患者有阳性家族史。在具有常染色体显性遗传家族的患者中,发现与 17 号染色体长臂 17q6-22 有关。

(一)病因和发病机制

在 Pick 型和微空泡化型中观察到有 tau 基因突变,提示这两种病理类型有共同的基因基础。在临床表现为单纯额颞叶痴呆的患者中,观察到与 3 号染色体的突变有关,而额颞叶痴呆伴发运动神经元病的患者与 9 号染色体突变有关。其他的危险因素有电抽搐治疗和酒精中毒。

正常成年人脑表达有 6 种 tau 的异构体,这 6 种异构体是由单一基因编码,通过对外显子 2、3 和 10 的可变剪接而产生的。外显子 10 的编码决定了 tau 蛋白是含有 3 个还是 4 个微管结合重复片段(three or four microtubule binding repeats,3R-tau 或 4R-tau)。4R-tau 比 3R-tau 具有更强的刺激微管组装的能力，但也更容易被磷酸化而聚集形成双螺旋纤维细丝。在正常人脑中,3R-tau 和 4R-tau 的表达比例大约是 1,但在某些 17 号染色体连锁性额颞叶痴呆合并帕金森综合征(frontotemporal dementia with Parkinsonismlinked to chromosome17,FTDP-17)的患者,至少发现有 15 种发生在 tau 基因上的突变引起 tau 外显子 10 的可变剪接失调,导致患者脑中 3R-tau 和 4R-tau 的比例失衡。此外,3R-tau/4R-tau 比例失调不仅见于 FTD(3R-tau＞4R-tau),还见于进行性核上性麻痹(progressive supranuclear palsy,PSP)(3R-tau＜4R-tau)、基底节退行性病(corticobasal degeneration,3R-tau＜4R-tau)以及 Down 综合征(Down's syndrome,3R-tau＞4R-tau)。

常染色体显性遗传家族史的 FTD 患者中有 25％～40％可检测到微管相关蛋白 tau(MAPT)基因突变,包括第 9、10、11、12、13 外显子等位点突变。这种 tau 蛋白异常所致疾病,现又被命名为 tau 蛋白病,它包括 FTD 和 PSP。但仍有 60％有阳性家族史的 FTD 患者不能发现 MAPT 基因存在突变。

Morris 对 22 个常染色体显性遗传的 FTD 的家族进行了 tau 突变基因分析,结果表明有半数的家族存在着位于 17q6-22 的 tau 基因突变,目前已发现 30 余个突变位点。病理上发现在神经元或胶质细胞有 tau 蛋白沉积的病例中,全部观察到 tau 基因突变。而另两个病理上分别表现为泛素沉积和细胞丢失伴空泡化的家族均未观察到 tau 基因突变。但由于来源于不同研究小组的报道提示 FTD 的基因突变的多相性,目前在 FTD 的基因突变类型、病理类型和临床类型之间还找不出一致性。

有关 FTD 精神症状神经生物学基质的研究甚少,影像学研究发现,有语言障碍的 FTD 患者左额-颞叶萎缩显著,而那些有行为综合征的 FTD 患者表现为双侧或右侧左额-颞叶病理改变。还有证据表明,攻击行为与 FTD 患者左侧眶额部皮质灌流减少有关。

(二)病理

FTD 脑部大体病理表现为双侧额叶,颞叶前端的局限性萎缩。有时可见纹状体、基底节、桥核、脑神经核和黑质改变,杏仁核与海马的 CA1 区有明显萎缩,而 Meynert 基底核相对完好。光镜下可见萎缩脑叶皮质神经元缺失、微空泡形成、胶质增生和海绵样变,这种改变以皮质Ⅱ层明显。神经元和胶质可见 tau 的沉积,部分神经元胞质内含有均匀的界限清楚的嗜银 Pick 小体,约 15％病理出现 Pick 小体。此外还有其他病理改变,如老年斑、神经原纤维缠结或路易小体。

FID 的组织学观察分为 3 种主要类型。

1.组织微空泡变类型

该型最常见,占全部病例的 60%,主要以皮层神经元的丢失和海绵样变性或表层神经毡的微空泡化为特征,胶质增生轻微,无肿胀的神经元,残留细胞内无 Pick 小体。边缘系统和纹状体可受累但轻微。

2.Pick 型

Pick 型约占 25%,表现为皮层神经元丢失,伴广泛和明显的胶质细胞增生,细胞微空泡化,残留细胞内可出现 Pick 小体,大多数病例中 tau 蛋白及泛素免疫组化染色阳性,边缘系统和纹状体受累可能比较严重。

3.混合型

混合型约占 15%,患者临床表现为 FTD 伴运动神经元病变,病理上多表现为微空泡化型,极少情况下为 Pick 型,同时伴有运动神经元病的组织病理改变。许多免疫组织化学方法有助于 FTD 的诊断和排除诊断,tau 蛋白抗体免疫组化染色是诊断 FTD 的最基本方法,泛素免疫组化染色也作为常规检查的重要手段,因部分 tau 染色阴性的组织可能会呈现泛素阳性。有些病例泛素染色可显示路易小体,此时采用 α-共核蛋白(α-synuclein)免疫组化染色可排除路易体痴呆。

由于目前对 FTD 的退行性病变发生及进展的机制并不清楚,对 FTD 的病理诊断有一定的局限性。而且 FTD 众多的临床症群中并不全部具有相应的病理改变。采用病理诊断的手段主要是用于确定病理改变的部位,累及的范围及程度,排除我们已知的某些疾病,并试图确立与某些症群相关的病理基础,如 FTD 的去抑制症状与眶额和颞叶前端受累有关。情感淡漠提示病变累及额极及后外侧额叶皮层,刻板性动作的出现与纹状体及颞叶的累及有关,颞叶新皮层尤其颞叶中下回的损害与语义性痴呆有关。另外有些研究表明半球病变的非对称性受累可影响其行为学表现,右半球病变与患者社会性行为异常改变相关。

最近研究发现,FTD 特别是 17-染色体关联的 FTD〔即连锁于 17 号染色体伴帕金森综合征的额颞叶痴呆(hereditary frontotemporal dementia with Parkinsonismlinked to chromosome,简称 FTDP-17)〕,呈常染色体显性遗传,在第 17 号染色体上已发现 Tau 基因编码区和内含子的多个错义和缺失突变,导致 tau 蛋白功能改变、过度磷酸化,形成 FTDP-17 病理性 tau 蛋白,引起了额颞叶痴呆和帕金森综合征表现。FTDP-17 病理性 tau 蛋白等位基因的发现强烈表明病理性 tau 蛋白是神经退行性病变的一个主要原因,或者至少与一些病理心理学表现形式有关。

二、临床表现

(一)症状

行为改变可能是由于前额皮层和皮层下边缘系统密集连接变化所致,这些区域是产生和调节人类行为特别是情绪和人格特质的脑部重要结构。行为改变是 FTD 的主要症状,称为行为型 FTD 综合征,包括行为脱抑制、冲动和粗鲁的社会行为。在行为型 FTD 综合征中,还有各种不同的症状:①脱抑制综合征。脱抑制、随境转移和无目的的活动过多,这些症状与扣带前回额叶和颞极萎缩有关联。②淡漠综合征:情感淡漠、缺乏活力和意志丧失,发生于额叶广泛萎缩并延续到额颞叶皮质。

由于 FTD 隐袭性起病,渐进性发展,且早期记忆力和空间定向力保留,故早期难以辨认。FTD 最早最常见的症状是人格和行为的变化。至中晚期,主要临床特征为有明显的性格和行为异常、明显的语言障碍。

1.FTD 早期的临床表现

(1)社会人际交往能力下降:表现为不遵循社会行为道德规范,脱抑制,有放纵自身行为。

(2)个人行为障碍:表现为明显偏离日常行为表现,出现消极,懒惰,或者有时表现为活动过度,如徘徊等。

(3)表达能力下降:表现为不能描述个人的症状,在遇上困难时不能表达自己的要求;而记忆和空间定向力早期相对保留。

2.FTD 中晚期的临床表现

(1)情感障碍:情感迟钝,表现为丧失表达感情的能力,如不能表达个人的喜怒哀乐,社会情感障碍表现为局促不安,缺乏同情心。

(2)言语障碍:较为明显,表现为表达困难,而模仿能力相对保留。刻板性使用单句、词甚至是某个音节,最后患者多出现缄默状态。

(3)行为障碍:可有刻板性的动作,如不自主搓手、跺脚等。使用物品的行为异常表现为"利用行为",即患者仅去捏拿、使用出现在他们视野中的物品,而不管该物品是否合适,如患者可能去端眼前的空杯子喝酒。

(4)饮食紊乱:饮食习惯常改变,表现为食欲增加,爱吃甜食。

(5)控制能力削弱:思维僵化,固执,注意力涣散和冲动行为。

(6)Kluve-Buay 综合征:即表现为额叶损害症状,常见摸索行为、抓握反射、口探索症,强迫探索周围物体(抓、摸眼前物体)。

(7)幻觉:与其他痴呆相比,FTD的幻觉比较少见。

(8)人格改变:表现为不修边幅,不讲卫生。

由于FTD患者的认知状态相对正常,空间和时间准确定位可维持很长时间,经常惹是生非,家属因难以忍受他们这种异常行为而前来就诊者较多。这类患者在晚期可出现运动障碍,加之以前与家属成员积怨较多,缺乏照料,往往生活质量十分低劣。

(二)分型

目前的临床分型主要根据早期临床表现,也有根据影像学资料和病理变化分型。

1.行为型FTD

行为型FTD占FTD的40%~60%。该型以进行性人格特征和行为改变为标记,空间技能和记忆相对保留。患者内省力缺失,不能意识到自己疾病的发展,对自身的人格改变不关心、不苦恼。临床表现为性兴趣明显增加或减退,失抑制性如愚蠢样、无目的活动过度、使用物品的行为异常、不恰当的诙谐,以及个人卫生和修饰能力下降。不过,偶尔有患者能够获得或利用艺术或音乐技能,特别是FTD的"颞叶变异者"。部分患者表现为刻板、仪式样行为。40%~65%有冲动行为,情感淡漠、不关心、冷淡、兴趣减退、人际疏远以及缺乏同情心也较常见,而抑郁症状相对少见。

失抑制性的FTD病理改变主要限于额眶中和颞前区;而淡漠性的病理改变多半在右侧额叶,也遍及额叶并向额皮质背外侧延伸;刻板性行为的FTD病理改变主要为纹状体变化以及皮质(以颞叶为主而非额叶)受累。

2.语义性痴呆(semantic dementia,SD)

有关SD的患病比例报道颇不一致,为6%~40%。SD以言语障碍为特征,即言语缺乏流畅性、词义丧失、找词时的停顿或语义性言语错乱,知觉障碍主要表现为家庭成员脸面再认或物体命名损害。而知觉对比、模仿画图、单词的重复应用、根据音标调整单词的听写能力均保持。SD总伴有颞叶萎缩,但颞叶萎缩并不是SD的唯一病理解释。SD病理表现可各种各样,有时可合并阿尔茨海默病。

3.原发性进行性失语(primary progressive aphasia,PPA)

PPA在FTD中的比例为2%~20%,其主要临床症状为慢性、进行性语言功能衰退,找词困难,说话流利性降低(非流利性失语)或踌躇不定,以及语言理解困难和构音障碍,痴呆发展比较晚。这种发病形式提示为左侧半球语言皮质存在局灶性病损(即左侧额颞叶),但影像学通常并不能发现脑萎缩。这种仅出现语言功能障碍而无明显认知功能衰退证据的病程可长达 10～12 年。PPA 患者的痴呆发生率可能在数年后达到 50% 左右。

需要说明的是,在疾病后期,额颞叶变性、原发性进行性失语、语义性痴呆等,症状多重叠,不易分型。例如,约有 16% 的 FTD 是 SD 与 PPA 的混合型。

三、检查

(一)临床检查

神经系统查体一般无局灶性阳性体征,或仅存有病理反射。可出现原始反射,如吸吮反射与强握反射,大小便失禁,低血压及血压不稳等躯体征。部分患者合并有帕金森病,可有肌强直及运动减少。部分患者合并有肌萎缩性侧索硬化症,可有该疾病的典型表现。

(二)神经心理学

FTD 的神经心理学特征是执行功能受损、持续言语、排序功能障碍、反馈使用不当和额叶测试功能缺陷。表现为额叶相关的功能如抽象、计划和自我调控行为的严重异常,不能良好完成顺序动作。与阿尔茨海默病相比,FTD 患者早期即出现判断力、解决问题能力、社会、家庭事务处理能力及自理能力等方面明显降低,建构和计算能力优于阿尔茨海默病患者,概念、空间和运用能力保留完好。所以日常生活能力量表评定(ADL)较阿尔茨海默病患者差,而记忆和计算能力优于阿尔茨海默病。在散发型、有家族史无 tau 基因突变和有 tau 基因突变的 3 类 FTD 中,淡漠在散发型与 tau 阴性组多见,tau 阴性组执行运用障碍更为多见,而抑郁、偏执、妄想等精神症状只见于散发型。

尽管 FTD 与阿尔茨海默病在症状学上有差异,但对于绝大多数常见的痴呆或其他痴呆性疾病来说,要把他们区别开来可能是困难的。那种生前被诊断为阿尔茨海默病,死后在病理学上诊断为 FTD 的情况并不少见。其中原因是那些符合 FTD 诊断的患者也可能符合 NI NCDS-ADRDA 中阿尔茨海默病的诊断。认知变化指明额叶功能受损,患者表现为注意缺陷,抽象思维贫乏,精神活动转移困难,这些现象可反映在额叶功能损害的神经心理测验中,如威斯康星卡片分类测试(WCST)、伦敦塔测试或 Hanoi 塔测试、线索标记测试和 Stroop 测试。

FTD 各类亚型的认知损害也有差异,颞叶萎缩严重的 FTD 患者显示严重的语义记忆损害,而额叶萎缩明显的 FTD 患者表现为注意和执行功能的缺陷。

虽然 FTD 的记忆障碍发生率较高，但患者通常能保留定向，甚至到了疾病晚期还能够良好的追踪最近某人所发生的事情，他们在顺行性记忆的测定上损害没有阿尔茨海默病明显。不过，顺行性记忆测试的具体操作有较多的变数，与认知功能测试不同，患者常不能根据"自由回忆"完成测试。在疾病晚期，伴随远期记忆的严重丧失，可发生明显的遗忘。因此，虽然严重遗忘是阿尔茨海默病最初的特征，但是由于 FTD 的疾病早期阶段就很有可能累及海马和内嗅区，遗忘也存在于许多 FTD 患者。FTD 在音素流畅性任务（给予一个特殊的字，然后让受试者在有限的时间内尽可能说出更多单词的能力。如给予一个"公"字，可以有公正、公证、公信、公平等）和分类流畅性任务（在有限的时间内，说出归属于某种语义分类的词汇的能力，例如让患者说出动物的名称，狮、虎、豹等）的执行能力较差，甚至差于阿尔茨海默病患者，但他们又能够较好地进行图片命名、词-图匹配和其他一些语言测验。FTD 与阿尔茨海默病最显著的差异是神经心理学结果显示 FTD 通常保持视觉空间能力。不过，神经心理学测试的操作可能会受到注意缺损、无效的补救策略、不良的组织能力、自我监督的缺乏和兴趣缺乏等因素干扰。

FTD 常常会受到优势半球不对称的影响，左脑受损的 FTD 显示词汇测定的操作能力较差，右侧 FTD 显示 IQ 测试和非词汇评定（例如，设计流畅性、图片排列）的操作能力较差，以及 WCST 的持续反应数增加和概括力水平数下降。

对于 FTD，简易精神状态检查（MMSE）不是有用的筛检工具，因为严重受损的 FTD 患者（甚至在需要护理的时候）会显示正常的 26～30 的 MMSE 分值。有的研究发现 FTD 与阿尔茨海默病之间仅有词汇性顺行性记忆方面的差异。多数研究发现，在应用 MMSE 评定痴呆的严重性时，阿尔茨海默病患者仅存在非语言性测验如视觉结构、非词汇性记忆和计算等方面的操作缺陷。总体上，FTD 在执行功能和语言功能上的损害比记忆操作更严重，而阿尔茨海默病则相反。FTD 具有较好的编码功能，可以通过提示回忆，其记忆下降的速度要慢于阿尔茨海默病。FTD 可以根据 WAIS-R 的词汇、积木图案亚测试配对联系学习评定与阿尔茨海默病鉴别，其精确率达 84%。

（三）神经影像学

Lund 和 Manchester 标准的效度一直以神经影像学为金标准来评定，其中与"口部活动过度、社交意识丧失、持续和刻板行为、进行性言语减少以及空间定向和行为能力保持"等有关的标准能够成功地区别 FTD 和阿尔茨海默病，但诸如"抑郁/焦虑、疑病、心理僵化、模仿言语、隐袭起病以及晚期缄默症"等标准则对 FTD 和阿尔茨海默病的鉴别诊断无帮助。

1.CT/常规 MRI

CT 发现 FTD 有对称或不对称性额颞叶萎缩,而半球后部相对正常,侧脑室可扩大,尾状核头部可见萎缩。根据病程不同,受累区域显示不同程度的萎缩,最终显示"刀片"样改变。不同亚型显示不同的区域萎缩:行为改变者显示右侧额叶萎缩,进行性失语显示优势半球外侧裂周围区域的萎缩。

MRI 在测定脑体积方面比 CT 优越,MRI 对局部脑萎缩的研究具有较好的空间解决能力、几乎没有颅骨伪影以及在 FTD 受累的眶额区和颞区更能提供证据,并可用于与阿尔茨海默病的鉴别。MRI 可发现 FTD 额颞叶的显著萎缩,当然也有例外,如顶叶萎缩。受累皮质下白质 T_2WI 呈现显著增强的信号。FTD 和阿尔茨海默病两者虽都有多部位的萎缩,但 FTD 在额中部和颞前区的萎缩较阿尔茨海默病明显。

虽然颞中叶萎缩与阿尔茨海默病有关,但 FTD 也能出现颞叶改变。行为型FTD 在 MRI 的特征是右侧额叶萎缩,或者说 FTD 的行为表现可能与右侧额叶萎缩相关。阿尔茨海默病则显示两侧额叶萎缩。

PPA 最常见的结构特征是在 CT 或 MRI 上被描述为左外侧裂周围区域萎缩,更典型的表现是在前外侧裂周围区域。SD 的脑萎缩与之相反,更多地表现在后外侧裂周围区域。或者是颞中叶、颞内侧和颞的两极萎缩,萎缩在颞前叶最明显,颞后叶较轻。左侧颞叶萎缩比右侧颞叶或两侧颞叶更多见。

FTD 海马萎缩的类型和阿尔茨海默病不同,阿尔茨海默病表现为海马均匀性萎缩,而 FTD 表现为前端萎缩。

2.磁共振波谱法

与阿尔茨海默病相鉴别的另一有效手段是磁共振波谱法(MRS),MRS 为研究活体人脑内大量精神药物及代谢物提供了有用的方法,使用锂-7MRS 和氟-19MRS 已经获取精神药物对于靶器官(如大脑)的药代动力学和药效动力学特点资料。质子和磷-31MRS 可测量几种重要脑代谢物的脑内浓度,明显提高了人们对大量精神障碍病理生理学的认识。

MRS 对鉴别诊断可提供有价值的资料,MRS 显示 FTD 患者额叶乙酰天冬氨酸、谷氨酸和谷氨酰胺浓度下降比阿尔茨海默病显著,而肌醇浓度上升明显高于阿尔茨海默病患者,提示神经元丧失和胶质增生。MRS 对 FTD 与阿尔茨海默病的鉴别诊断准确率高达 92%。FTD 与阿尔茨海默病相比,FTD 患者额叶乙酰天冬氨酸浓度下降 28%,谷氨酸和谷氨酰胺下降 16%,肌醇上升 19%。

3.PET/SPECT

功能性影像学显示左侧 Sylvian 区低灌流是 PPA 或 SD 的特征,而行为型 FTD 则表现为右侧或双侧额叶低灌流。PET 检测发现,FTD 患者脑部代谢降低主要见于额前皮质的背外侧和腹侧、额极、扣带回前部区域,亦可见于双侧额叶前部、右侧顶叶下部和双侧纹状体。

SPECT 扫描可发现双侧对称性额颞叶的局限性异常。采用突触后多巴胺 D_2 受体的配体[123]I-苯甲酰胺(^{123}I-benzamide,[123]I-BZ M)SPECT 检查 FTD 和阿尔茨海默病,并与[99m]Tc-H MPAO SPECT 结果比较,[99m]Tc-H M PAO SPECT 提示阿尔茨海默病和 FTD 均呈额叶低灌注,而[123]I-BZ M SPECT 提示 FTD 额叶上部区域配体吸收率明显低于阿尔茨海默病,表明在 FTD 患者额叶皮质 DA 系统受损比阿尔茨海默病明显严重。

显示灌流特性的 HMPAO-SPECT 和显示代谢特征的 FDG-PET 研究典型的显示额颞叶区功能下降,这些缺陷在 FTD 的早期就能看到,相反在阿尔茨海默病病例中,要到较晚时期才能看到(颞顶叶缺陷)。

(四)实验室检查

1.CSF

文献报道中有关 CSF 中 tau 蛋白浓度的结果大相径庭,或明显高于正常人群,明显低于健康对照者。而 Aβ-42 水平虽显著低于对照者,但又显著高于阿尔茨海默病患者。加上 CSF 中 tau 蛋白浓度与 MMSE 评分无关。因此,CSF 中 tau 蛋白和 Aβ-42 水平与 FTD 病情无相关性。CSF 星形细胞中的 S2100β,是一种钙结合蛋白,其浓度的升高可能反映 FTD 有明显的星形胶质细胞增生。但 S2100β 水平与 FTD 发病年龄、病情及病程等均无关。因此也不作为 FTD 的常规检查。

2.组织病理学

FTD 的萎缩皮质处,神经元数量明显减少,残存神经元呈现不同程度的变性、萎缩,其中胞体呈梨形膨大的变性细胞称之为 Pick 细胞,而其胞质内存在与细胞核大小相似、嗜银性球形的包涵体称之为 Pick 小体。检测 Pick 小体的最佳标志为 tau 染色抗体,泛素也存在于 Pick 小体内,但泛素标志与 tau 并不一致。电镜研究 Pick 小体主要由大量 tau 原纤维杂乱排列形成,对泛素、α-共核蛋白和 ApoE 等抗体也可着色。这些 tau 免疫反应、分散的微丝样物,呈狭窄、不规则卷曲的带状,宽度约 15 nm,交叉空间＞150 nm,且周围并无包膜。部分神经胶质细胞内也可发现有 Pick 小体样包涵物。

(五)电生理检查

疾病早期脑电图检查常表现为正常,在中晚期可见单侧或双侧额区或颞区出现局灶性电活动减慢,但无特异性诊断价值。P300 和 N400 均显示有认知功能缺损现象。

四、诊断和鉴别诊断

(一)诊断

由于本病临床、病理改变和基因类型之间缺乏一致性,在诊断上有难度。青壮年发病者有时可误诊为精神分裂症或心境障碍,而中老年发病者又容易与其他的变性疾病或系统疾病相混淆。其在症状学上最突出的特点为隐袭起病、进展性发展的行为异常和语言障碍。需除外中枢神经系统导致认知和行为异常的其他进行性疾病,如脑血管病性痴呆、帕金森病、进行性舞蹈病等。导致痴呆的系统疾病如甲状腺功能低下、人类免疫缺陷病毒感染等疾病亦需除外。

既往诊断经典型 Pick 病必须在脑组织的神经元内观察到 Pick 小体,但大多数 FTD 并无 Pick 小体出现,而且 Pick 小体也可见于其他神经变性病如皮质基底节变性(CBD)及进行性核上性瘫痪(PSP)等。所以是否存在 Pick 小体对于 FTD 的诊断并无肯定价值。

有关 FTD 诊断标准尚不统一,DSM-Ⅳ 没有单独的额颞叶痴呆诊断。ICD-10 和我国的 CCMD-3 虽然没有额颞叶痴呆诊断名称,但标出的匹克病性痴呆实际性质与额颞叶痴呆相似,可供参考。

1.ICD-10 的匹克病性痴呆诊断标准

(1)进行性痴呆。

(2)突出的额叶症状,伴欣快、情感迟钝、粗鲁的社交行为、脱抑制以及淡漠或不能静止。

(3)异常的行为表现常在明显的记忆损害之前出现。

2.CCMD-3 的匹克病所致精神障碍诊断标准

CCMD-3 的匹克病所致精神障碍诊断标准是指起始于中年(常在 50～60 岁)的脑变性病导致的精神障碍,先是缓慢发展的行为异常、性格改变,或社会功能衰退,随后出现智能、记忆及言语功能损害,偶可伴有淡漠、欣快及锥体外系症状。神经病理学改变为选择性额叶或颞叶萎缩,而老年斑及神经原纤维缠结的数量未超出正常老龄化进程。

(1)符合脑变性病所致精神障碍的诊断标准,在疾病早期记忆和顶叶功能相对完整。

（2）以额叶受损为主，至少有下列 3 项中的 2 项：①情感迟钝或欣快。②社交行为粗鲁、不能安静，或自控能力差。③失语。

（3）缓慢起病，逐步衰退。

（4）排除阿尔茨海默病、脑血管病所致精神障碍或继发于其他脑部疾病的智能损害。

3.Chow 标准

（1）50～60 岁时发病（平均 56 岁）。

（2）以失抑制或犯罪行为起病。

（3）社交意识丧失。

（4）强迫行为。

（5）精神错乱或冲动（此症也可见于阿尔茨海默病，但以 FTD 多见）。

（6）心境异常（常为忧郁，有时欣快）。

（7）刻板重复语言。

4.Lund 和 Manchester 标准

（1）核心诊断：①隐袭起病，进行性发展。②早期的社会人际行为下降或社交意识丧失。③早期的人际协调行为损害。④早期的情感平淡。⑤早期的内省力丧失。

（2）支持诊断：①行为障碍：个人卫生及修饰能力下降，心理僵化和缺乏灵活性，注意分散并不能持久，口部活动过度和进食改变，持续和刻板行为，利用行为（使用出现在他们视野中的物品）。②言语障碍：言语表达改变（非自发地、节约地讲话），刻板言语，模仿言语，持续言语，晚期缄默症。③生理体征：原始反射，失禁，运动不能、僵直和木僵，血压下降或不稳定。④检查：神经心理学检查提示在没有严重遗忘、失语或空间知觉障碍的情况下额叶测验明显损害，脑电图检查提示尽管有痴呆证据但常规脑电图正常，结构性或功能性脑影像学检查提示优势半球的前额和颞前回异常。

（3）排除诊断：①突发事件后急性起病。②起病与颅脑外伤有关。③早期出现严重的健忘。④空间定向障碍。⑤讲话呈痉挛性、慌张、缺乏逻辑。⑥肌阵挛。⑦皮层脊髓衰弱。⑧小脑性共济失调症。⑨手足徐动症。

（4）相对排除诊断：①典型慢性酗酒史。②持续高血压。③血管性疾病史（如心绞痛、间歇性跛行）。④全身性疾病（如甲状腺功能减退）或物质诱导性疾病等。

此标准可 100％鉴别 FTD 与阿尔茨海默病。早期以个人和社交意识丧失、口部活动过度，以及刻板、重复行为对鉴别两种疾病的敏感度为 63％～73％，特异度可高达 97％～100％。

5.Work Group 标准

（1）出现行为或认知缺陷，表现为早期进行性人格改变，以行为调整困难为特征，常导致不合适的反应或活动；表现为早期进行性语言功能改变，以对语言理解异常或严重命名困难及词义异常为特征。

（2）社交或职业功能明显异常，或以往功能水平的明显降低。

（3）病程以渐进性发病、持续性进展为特征。

（4）第 1 条症状排除由其他神经系统疾病（如脑血管病）、全身性疾病（如甲状腺功能减退）或物质诱导性疾病等引起。

（5）这些缺陷症状在谵妄状态时不发生。

（6）这些异常不能以精神疾病诊断解释（如忧郁）。

6.Mckhann 标准

（1）行为和认知功能的异常表现：①早期进行性人格改变，突出表现为难以调整行为规范，导致经常不适当的反应或行为。②早期进行性语言功能改变，其特点是语言表达困难、赘述或者严重的命名困难以及词义理解困难。

（2）标准（1）中①或②列举的异常可以导致社会或者职业功能的严重损害。

（3）逐渐起病，功能持续性下降。

（4）标准（1）中①或②列举的功能障碍不是由于其他神经系统疾病（如脑血管病）、系统性原因（如甲状腺功能减退）或者某种物质诱发引起。

（5）此类功能障碍不是由于谵妄或精神疾病引起，如躁狂症、抑郁症。

(二)鉴别诊断

FTD 早期有各种行为异常，易被误诊为阿尔茨海默病、血管性痴呆、精神分裂症、麻痹性神经梅毒、正常压力脑积水、心境障碍以及路易体痴呆等。

1.阿尔茨海默病

FTD 在症状上须和阿尔茨海默病进行鉴别。尽管 FTD 和阿尔茨海默病均可在老年前期发病，但阿尔茨海默病往往随年龄的增加发病率升高，而 FTD 很少在 75 岁以上发病。FTD 常在疾病的早期出现行为异常，而阿尔茨海默病则很少出现。与 FTD 不同，阿尔茨海默病早期可保留正常的社会行为，尽管存在记忆障碍，但患者还能通过主观努力克服其记忆缺陷，并保留其在社会的体面。

FTD 行为改变的特点是刻板和饮食行为,以及社会意识丧失,这些症状只发生在 FTD,而不发生在阿尔茨海默病患者。FTD 患者比阿尔茨海默病表现为更多的情感淡漠、脱抑制、欣快和异常的动作行为。

随着阿尔茨海默病病情的发展,可出现对某些情况的判断缺陷,比如借了钱不还,但这常因与他们的记忆障碍有关,而不像 FTD 带有某种主动性。阿尔茨海默病的情感淡漠多发生在个别情况下,而不像 FTD,其情感淡漠是贯穿性的,表现出对他人和社会的漠不关心。另外,阿尔茨海默病早期可出现明显的学习和记忆障碍,随着病情的发展,远近记忆都会丧失。但大多数 FTD 患者早期记忆损害轻微,比如存在记忆损害的 FTD 患者可回忆近期的某些事件,但当进行记忆测试的时候却不一定得到好的成绩,因为 FTD 虽然在早期记忆和空间定向力相对保留,但因患者注意力高度涣散,常缺乏主动性,可影响到该项检查的结果。另外,FTD 比阿尔茨海默病更有可能出现运动神经元病。

神经影像学方面,SPECT 提示阿尔茨海默病和 FTD 均呈额叶低灌注,而采用突触后多巴胺 D_2 受体的配体 SPECT 检查提示 FTD 额叶上部区域配体吸收率明显低于阿尔茨海默病,表明在 FTD 患者额叶皮质 DA 系统受损比阿尔茨海默病明显严重。这无疑是这两种痴呆鉴别的有效手段。与阿尔茨海默病相鉴别的另一有效手段是 MRS,其对 FTD 与阿尔茨海默病的鉴别诊断准确率高达92%。FTD 患者额叶乙酰天冬氨酸、谷氨酸和谷氨酰胺浓度下降比阿尔茨海默病显著,而肌醇浓度上升明显高于阿尔茨海默病患者。

神经心理学方面,可应用 MMSE、CDR 测试,FTD 患者 CDR 分值明显低于阿尔茨海默病,早期即出现判断力、解决问题能力,社会、家庭事务处理能力及自理能力等方面明显降低,而阿尔茨海默病患者记忆损害最重。

2.血管性痴呆

血管性痴呆病程呈阶梯样进展或波动,生活和工作能力下降,但在个人卫生、修饰和人际交往等人格方面保持完整。认知损害分布不均匀,如记忆损害明显,而判断、推理及信息处理损害轻微,自知力可保持较好。而 FTD 隐袭性起病,渐进性发展,且早期记忆力和空间定向力保留。社会人际交往能力下降,表达能力下降,情感迟钝,可有刻板性的动作。

3.精神分裂症

FTD 的情感迟钝,刻板性的动作,刻板性使用单句,甚至缄默状态,以及不修边幅,不讲卫生,思维僵化,固执,注意力涣散等表现,可能会与精神分裂症相似。但中老年期出现的精神分裂症多以听幻觉、被害或嫉妒妄想症状突出,且生活自理能力基本正常,更无运动神经功能障碍。随着病程的进展,FTD的智力下降更能作为鉴别要点。

4.抑郁症

中老年期抑郁症患者多思维困难,反应迟缓,音调低沉,动作笨拙,易与FTD早期伴有忧郁者相混。但抑郁症仅表现为词语学习和逻辑记忆的自由回忆以及语义流畅的损害。而FTD表现为刻板性使用单句、词甚至是某个音节。抑郁症患者可通过鼓励,在短时间内表现出良好的记忆力、注意力和计算力,一般无智能障碍和自我放纵的人格改变。

5.路易体痴呆

研究发现FTD与路易小体痴呆在17号染色体存在基因连锁关系,甚至有人称为17号染色体连锁的额颞叶痴呆和帕金森病(frontotemporal dementia and parkinsonismlinked to chromosome17,FT DP-17)。FTD至中晚期与路易体痴呆表现相似,有运动功能障碍,加之应用金刚烷胺和左旋多巴/卡比多巴治疗均有一定效果,故有学者认为两组可能系同一组疾病。路易体痴呆患者的Pick小体中α-共核蛋白呈阳性,FTD的Pick小体中α-共核蛋白呈阴性,两者可以区别。海马的齿状颗粒细胞,额、颞叶皮层的中小细胞存在嗜银球形小体,这种嗜银小体同时表达tau和泛素。这不仅有利于Pick小体与路易小体的鉴别,也有利于与运动神经元型额颞叶痴呆的泛素阳性、tau阴性的神经细胞包涵物区别。

6.麻痹性神经梅毒

麻痹性神经梅毒(paretic neurosyphilis,PN)又名麻痹性痴呆,是由梅毒螺旋体侵犯大脑引起的一种晚期梅毒的临床表现,5%～10%的梅毒患者可发展成为麻痹性痴呆。该病隐袭起病,发展缓慢。以神经麻痹、进行性痴呆及人格障碍为特点。随后出现进行性痴呆,常有欣快、夸大、抑郁或偏执等精神病色彩。不洁性交史,梅毒螺旋体感染可疑史,阿-罗瞳孔都可考虑麻痹性痴呆。麻痹性神经梅毒血清康华反应强阳性、螺旋体荧光抗体吸附(fluorescent treponema antibody absorption,FTA-ABS)试验几乎所有神经梅毒患者都呈阳性,可与FTD鉴别。

7.正常压力脑积水

正常压力脑积水是脑膜或蛛网膜增厚和粘连,阻碍了脑脊液正常循环,特别是在脑基底池或大脑凸面处阻止脑脊液正常流向上矢状窦所引起。表现为步态共济失调、皮质下痴呆和排尿中断临床三联症。正常压力脑积水虽然有意志缺失、记忆力减退和情感淡漠症状,但早期没有社会人际行为下降或人际协调行为损害。此外健忘、注意力下降、思维缓慢伴有记忆力缺陷的皮质下痴呆特征以及脑室扩张、腰穿 CSF 压力正常而无视盘水肿等均是正常压力脑积水的特征。

五、预防和治疗

本病目前尚缺乏特异性治疗,由于此类疾病并不出现阿尔茨海默病的胆碱能递质改变的神经生化学异常,所以用于治疗阿尔茨海默病的胆碱酯酶抑制剂并不能改善 FTD 症状。PET 的神经生物化学研究表明该病有 5-HT 代谢异常,因此,使用某些选择性 5-羟色胺再摄取抑制剂对 FTD 的症状可能有效,如氟伏沙明、舍曲林、氟西汀、帕罗西汀可改善患者的脱抑制、抑郁、强迫动作、摄食过量等症状。

DA 受体激动剂应用尚有争议,因为有诱发精神症状的危险。溴隐亭可能改善部分额叶症状,如执行能力和双重任务操作能力。溴隐亭的使用剂量开始为 1.25～2.5 mg,每天 2 次,以后在 2～4 周内每隔 3～5 天增加 2.5～5 mg,找到最佳疗效的最小剂量。

对于攻击性行为,推荐使用 $5-HT_2/D_2$ 受体比值较高的第二代抗精神病药物,如奥氮平与利培酮。

卡马西平对于 Klver-Bucy 综合征有效。若出现明显的反应性神经胶质增生,可用抗感染剂治疗。有运动功能障碍者,应用金刚烷胺和左旋多巴/卡比多巴治疗均有一定效果。

神经生长因子可能促进受累神经元的生长、存活和分化,神经肽的作用尚未确定。基因治疗可能有一定前景,干细胞的效果尚需进一步探讨。

FTD 患者的管理主要是通过社会、精神病专家和志愿者构建支持网络,向患者提供日间的、临时休息以及最基本的居民护理的设施,以减轻患者家庭的负担。最好是由为老年患者提供服务的精神病机构来收治这类患者,即使有些早期发作的痴呆或行为损害者还未达到老年期也应如此。

第七节　路易体痴呆

路易体痴呆(dementia with Lewy Bodies,DLB)是一种神经系统变性疾病,临床表现主要为波动性认知障碍、帕金森综合征和以视幻觉为突出代表的精神症状。20 世纪 80 年代前,路易体痴呆的病例报道并不多,直至后来细胞免疫组化方法的诞生使之诊出率大幅度提高。目前在老年人神经变性性痴呆中,它的发病率仅次于 Alzheimer 病。

一、流行病学

一项系统性综述显示,65 岁以上老年人中 DLB 的患病率为 3.6%～7.1%,仅次于 Alzheimer 病和血管性痴呆,男性较女性略多,发病年龄在 60～80 岁。来自欧洲和日本的研究资料也有相似结果。我国尚无完整流行病学资料。

二、病因与发病机制

路易体痴呆的病因和危险因素尚未明确。本病多为散发,虽然偶有家族性发病,但是并没有明确的遗传倾向。

路易体痴呆的发病机制不明确。病理提示路易体中的物质为 α-突触核蛋白和泛素等,异常蛋白的沉积可能导致神经元功能紊乱和凋亡。但是,α-突触核蛋白和泛素的沉积机制仍有疑问。其可能发病机制有以下两种假设。

(一)α-突触核蛋白基因突变

α-突触核蛋白是一种由 140 个氨基酸组成的前突触蛋白,以新皮质、海马、嗅球、纹状体和丘脑含量较高,基因在第 4 号染色体上。正常情况下 α-突触核蛋白二级结构为 α 螺旋。研究证明,α-突触核蛋白基因突变可导致蛋白折叠错误和排列混乱。纤维状呈凝团状态的 α-突触核蛋白积聚物,与其他蛋白质一起形成了某种包涵物,即通常所说的路易体。α-突触核蛋白基因有 4 个外显子,如 209 位的鸟嘌呤变成了腺嘌呤,即导致氨基酸序列 53 位的丙氨酸被苏氨酸替代,破坏了蛋白的 α 螺旋,而易于形成 β 片层结构,后者参与了蛋白质的自身聚集并形成淀粉样结构。Feany 等采用转基因方法在果蝇身上表达野生型和突变型 α-突触核蛋白,可观察到发育至成年后,表达突变型基因的果蝇表现出运动功能障碍,脑干多巴胺能神经元丢失,神经元内出现路易体等。

(二)Parkin 基因突变

泛素-蛋白水解酶系统存在于真核细胞的内质网和细胞质内,主要包括泛素和蛋白水解酶两种物质,它们能高效、高选择性地降解细胞内受损伤的蛋白,避免异常蛋白的沉积,从而发挥重要的蛋白质质量控制作用。在此过程中,受损蛋白必须要和泛素结合才能被蛋白水解酶识别,该过程称为泛素化。泛素化需要多种酶的参与,其中有一种酶称为底物识别蛋白(*parkin*蛋白或E3酶),该酶由*Parkin*基因编码。如果*Parkin*基因突变导致底物识别蛋白功能损害或丧失,则上述变异的α-突触核蛋白不能被泛素化降解而在细胞内聚集,最终引起细胞死亡。

三、病理

1912年,德国病理学家Lewy首先发现路易体。这是一种见于神经元内圆形嗜酸性(HE染色)的包涵体,它们弥漫分布于大脑皮质,并深入边缘系统(海马和杏仁核等)、黑质或脑干其他核团。20世纪80年代通过细胞免疫染色方法发现路易体内含有泛素蛋白,以后又用抗α-突触核蛋白抗体进行免疫标记,使诊断率进一步提高。

路易体并不为路易体痴呆所特有,帕金森病等神经退行性疾病均可出现;另外路易体痴呆神经元中可能还有以下非特异性变化:神经炎性斑、神经原纤维缠结、局部神经元丢失、微空泡变、突触消失、神经递质枯竭等,这些变化在帕金森病和Alzheimer病也可见到,但分布和严重程度不一,因此可以鉴别。

四、临床表现

路易体痴呆兼具Alzheimer病的认知功能障碍和帕金森病的运动功能障碍,但又有其特点。路易体痴呆的临床表现可归结为3个核心症状(波动性认知障碍、帕金森综合征、视幻觉)。

(一)波动性认知障碍

认知功能损害常表现为执行功能和视空间功能障碍,而近事记忆功能早期受损较轻。视空间功能障碍常表现得比较突出,患者很可能在一个熟悉的环境中迷路,比如在吃饭的间隙去洗手间,出来后可能无法找到回自己餐桌的路。

相对于Alzheimer病渐进性恶化的病程,路易体痴呆的临床表现具有波动性。患者常出现突发而又短暂的认知障碍,可持续几分钟、几小时或几天,之后又戏剧般地恢复。比如一个患者在和别人正常对话,突然就沉默不语,两眼发直,几小时后突然好转。患者本人对此可有特征性的主观描述"忽然什么都不知道了,如同坠入云里雾里",在此期间患者认知功能、定向能力、语言能力、视空间能力、注意力和判断能力都有下降。

(二)视幻觉

50％～80％的患者在疾病早期就有视幻觉。视幻觉的内容活灵活现,但不一定是痛苦恐怖的印象,有时甚至是愉快的幻觉,以至患者乐意接受。早期患者可以分辨出幻觉和实物,比较常见的描述包括在屋子内走动的侏儒和宠物等。视幻觉常在夜间出现。听幻觉、嗅幻觉也可存在,出现听幻觉时患者可能拿着未连线的电话筒畅聊,或者拿着亲友的照片窃窃私语。后期患者无法辨别幻觉,对于旁人否定会表现得很激惹。

(三)帕金森综合征

主要包括运动迟缓、肌张力增高和静止性震颤。与经典的帕金森病相比,路易体痴呆的静止性震颤常常不太明显。

(四)其他症状

有睡眠障碍、自主神经功能紊乱和性格改变等。快速动眼期睡眠行为障碍被认为是路易体痴呆最早出现的症状。患者在快速动眼期睡眠会出现肢体运动和梦呓。自主神经功能紊乱常见的有直立性低血压、性功能障碍、便秘、尿潴留、多汗、少汗、晕厥、眼干、口干等。自主神经紊乱可能由于脊髓侧角细胞损伤所致。性格改变常见的有攻击性增强、抑郁等。

五、辅助检查

(一)实验室检查

路易体痴呆没有特异性的实验室检查方法,因此检查的目的是鉴别诊断。需要进行的检查有血常规、甲状腺功能、维生素 B_{12} 浓度、梅毒抗体、莱姆病抗体、HIV 抗体检查等。

(二)影像学检查

影像学检查可分为结构影像和功能影像。前者包括 MRI 和 CT,后者包括 SPECT 和 PET。

路易体痴呆在 MRI 和 CT 上没有典型的表现,检查的目的是鉴别其他疾病。MRI 和 CT 可明确皮层萎缩的部位,对于额颞叶痴呆的诊断有一定意义,Alzheimer 病内侧颞叶皮层萎缩的情况较路易体痴呆常见。MRI 和 CT 尚能反映脑白质情况,出现脑白质病变时应注意鉴别血管性痴呆。

SPECT 和 PET 检查手段可分为多巴胺能示踪显像(^{123}I-FP-CIT,^{18}F-dopa)、脑血流灌注显像(^{99m}Tc-HMPAO/^{99m}Tc-ECD/^{123}I-IMP)和脑代谢显像(^{18}F-FDG PET)等,但这些检查尚在研究中,不能临床推广应用。有研究表明,路易体痴呆患者纹状体的多巴胺能活性降低,而 Alzheimer 病没有变化,故有助于鉴别。还有研究表明,路易体痴呆患者枕叶皮层的代谢率比较低,Alzheimer病正常,故有一定意义。

（三）神经心理学检查

认知功能障碍主要表现在视空间功能障碍。比如,让患者画钟面,虽然钟面上的数字、时针、分针和秒针一应俱全,但是相互间关系完全是混乱的,数字可能集中在一侧钟面,而时针分针长短不成比例;又比如,画一幢立体的小屋,虽然各个部件齐全,但是空间关系错误,患者完全不顾及透视关系（图5-1）。

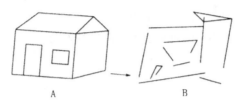

图 5-1 路易体痴呆患者临摹的小屋
A.正确的小屋图形；B.路易体痴呆(DLB)患者临摹的图形

六、诊断

路易体痴呆的诊断比较困难,主要依靠病史,没有特异性的辅助检查手段。而且部分患者兼有 Alzheimer 病或帕金森病,因此很难鉴别。

2005 年,McKeith 等报道了一个国际研究小组根据既往标准修改的诊断标准,该标准的主要内容如下。

（一）很可能 DLB 和可能的 DLB 必须具备的症状

(1)进行性认知功能下降,以致明显影响社会或职业功能。

(2)认知功能以注意、执行功能和视空间功能损害最明显。

(3)疾病早期可以没有记忆损害,但随着病程发展,记忆障碍越来越明显。

（二）3 个核心症状

如果同时具备以下 3 个特点中的 2 个,则诊断为很可能的 DLB,如只具备 1 个,则诊断为可能的 DLB。

(1)波动性认知功能障碍,患者的注意和警觉性变化明显。

(2)反复发作的详细成形的视幻觉。

(3)自发的帕金森综合征症状。

（三）提示性症状

具备 1 个或 1 个以上的以下症状,并且具有 1 个或 1 个以上的核心症状,则诊断为很可能的 DLB;无核心症状,但具备 1 个或 1 个以上的以下症状可诊断为可能的 DLB;只有以下提示性症状不能诊断很可能的 DLB。

（1）REM 期睡眠障碍。

（2）对抗精神病类药物过度敏感。

（3）SPECT 或 PET 提示基底节多巴胺能活性降低。

（四）支持证据（DLB 患者经常出现,但是不具有诊断特异性的症状）

支持证据是指 DLB 患者经常出现,但是不具有诊断特异性的症状。

（1）反复跌倒、晕厥或短暂意识丧失。

（2）自主神经功能紊乱（如直立性低血压、尿失禁）。

（3）其他感官的幻觉、错觉。

（4）系统性妄想。

（5）抑郁。

（6）CT 或 MRI 扫描提示颞叶结构完好。

（7）SPECT/PET 提示枕叶皮质的代谢率降低。

（8）心肌造影提示间碘苄胍（MIBG）摄取降低。

（9）脑电图提示慢波,颞叶出现短阵尖波。

（五）不支持 DLB 诊断的条件

（1）脑卒中的局灶性神经系统体征或神经影像学证据。

（2）检查提示其他可导致类似临床症状的躯体疾病或脑部疾病。

（3）痴呆严重时才出现帕金森综合征的症状。

（六）对症状发生顺序的要求

对于路易体痴呆,痴呆症状一般早于或与帕金森综合征同时出现。对于明确的帕金森病患者合并的痴呆,应诊断为帕金森病痴呆（PDD）。如果需要区别 PDD 和 DLB,则应参照"1 年原则",即帕金森症候出现后 1 年内发生痴呆,可考虑 DLB,而 1 年后出现的痴呆应诊断为 PDD。

该标准的敏感度为 75%,特异度为 79%,因此,路易体痴呆的临床诊断的准确性还不是很高。

七、治疗

路易体痴呆尚无治疗方法,目前的用药主要是对症治疗。路易体痴呆精神行为症状和锥体外系症状比较突出,针对这两类症状的治疗药物,在药理机制上常有矛盾,有时会给治疗带来一定困难。

对于改善认知,目前疗效比较肯定的是胆碱酯酶抑制剂,可作为首选药物,多奈哌齐对改善视幻觉有一定作用,利斯的明对改善淡漠、焦虑、幻觉和错觉有效。当胆碱酯酶抑制剂无效时,可选用新型非典型抗精神病药物,如阿立哌唑、喹氮平、喹硫平、舍吲哚,这些药物比较安全。选择性 5-HT 受体再摄取抑制剂对改善情绪有一定作用。

经典抗精神病药物如氟哌利多和硫利达嗪可用于 Alzheimer 病,但禁忌用于路易体痴呆。这类药物会加重运动障碍,导致全身肌张力增高,重者可出现抗精神药物恶性综合征而危及生命。左旋多巴可加重视幻觉,并且对帕金森症状改善不明显,故应当慎用。

八、预后

本病预后不佳。寿命预期为 5～7 年,较 Alzheimer 病短。患者最终死因常为营养不良、肺炎、摔伤、压疮等。

第六章　睡眠障碍性疾病

第一节　发作性睡病

发作性睡病是一种原因未明的睡眠障碍,主要表现为长时期觉醒程度降低和不可抗拒的发作性睡眠的一种疾病。多在儿童或青少年期起病,男女发病率相似。部分患者可有脑炎、脑外伤病史。其发病机制未明,可能与脑干网状结构上行激活系统功能降低或脑桥尾端网状核存在神经递质功能障碍有关。除发作性睡眠外,多数病例伴有猝倒症、睡眠瘫痪和睡眠幻觉等症状,合称为发作性睡病四联征。

一、临床表现

(一)睡眠发作

患者经常处于觉醒水平低落状态,下午尤为明显,睡眠发作好在餐后或单调环境中,如阅读、听课等情况下发生,亦可在觉醒活动中,如进食、谈话、行走、驾驶或劳动情况下发生。每次发作持续数秒至数小时不等,一般持续十几分钟。可一日数发,睡眠程度多不深,易被唤醒,醒后可暂时感到清晰。

(二)猝倒症

约70%的患者在起病一年至数十年后可伴发此症。常在激烈的情感状态下发生,如喜悦、大怒、恐惧、惊吓,尤其多在大笑之后突然发生。表现为短暂肌张力降低和运动抑制而跌倒。重者全身肌肉松弛,跌倒而不能动弹。轻者肌张力降低及运动障碍仅发生于某些肌群,而出现垂头屈颈、握拳无力、面肌松弛或眼睑下垂、屈膝跪地等。症状在剧烈情感活动消退后或被他人触及或摇动后消失。通常持续 1～2 分钟,意识始终清楚。

(三)睡眠瘫痪

睡眠瘫痪见于 20%～30% 的发作性睡病患者。亦可单独发生,而无发作性不可抗拒的睡眠。多于入睡时或刚睡醒后发生。发作时患者意识清楚,但全身无力,不能活动,不能讲话,伴焦躁不安和幻觉。通常持续数秒至数分钟,偶有长达数小时才能缓解者。他人触碰其身体或向其喊话加以干预往往可中止其发作。缓解后若不立即翻身或起床,可导致再发。

(四)睡眠幻觉

约 30% 的患者有睡眠幻觉,常于入睡时发生,可有各种幻觉如幻听、幻视等,内容多鲜明,多属日常不愉快的经历。亦可与睡眠瘫痪伴发。夜间睡眠多梦、易醒,少数呈现低血压和肥胖。发作性睡病原因不明。影像学等检查多无阳性发现,但脑电图检查具有诊断的参考价值。本症在非发作期普通睡眠脑电图与正常人有所不同。正常人在入睡 60～100 分钟之后才由 nREM 睡眠进入 REM 睡眠,而发作性睡病者在入睡初即进入 REM 睡眠,为其显著特征。这种现象常见于四联征俱全者。

二、诊断和鉴别诊断

根据短暂发作性不可抗拒的睡眠或伴有猝倒、睡眠瘫痪、睡眠幻觉等典型症状,一般诊断不难,但须与下列疾病鉴别。

(一)癫痫失神发作

多见于儿童或少年,意识障碍为主要症状,常突然意识丧失,瞪目直视,呆立不动,并不跌倒;或突然终止正在进行的动作,如持物落地,不能继续原有动作,历时数秒。脑电图可有暴发性3 Hz的快-慢复合波。

(二)晕厥

由脑血液循环障碍所致短暂性一过性意识丧失。多有头昏、无力、恶心、眼前发黑等短暂先兆,继之意识丧失而昏倒。常伴有自主神经症状,如面色苍白、出冷汗、脉快微弱、血压降低,多持续几分钟。

(三)Kleine-Levin 综合征

Kleine-Levin 综合征又称周期性嗜睡与病理性饥饿综合征。通常见于男性少年,呈周期性发作(间隔数周或数月),每次持续 3～5 天,表现为嗜睡、贪食和行为异常。病因及发病机制尚不清楚,可能为间脑特别是下丘脑功能异常或局灶性脑炎所致。

三、病程和预后

本病一般预后尚好,通常持续多年后可缓解。疾病本身不直接引起严重后果,但由于发作性嗜睡可影响学习和工作。

四、防治

此类患者不宜从事高空、水下、驾驶和高压电器等危险工作,以防发生意外。治疗可选用苯丙胺10～15 mg 或哌甲酯 5～10 mg 或氯丙咪嗪 25～50 mg,2～3 次/天。猝倒者可选用丙咪嗪 20～50 mg 或甲氯芬酯 0.2～0.4 g,2～3 次/天。下午 4 时后尽量不服上述药物,以免影响夜间睡眠。

第二节 失 眠 症

失眠是人体高级中枢神经功能紊乱、睡眠障碍的一种表现,主要是指睡眠时间和质量不能达到正常睡眠要求,而且连续长期无法成眠,至少 3 万以上患者为失眠症。

一、睡眠的行为定义

睡眠是恒温脊椎哺乳动物的一种行为状态。其特征包括姿势的特殊变化和具有可鉴别的电学信号。睡眠典型的表现为闭眼和躯体肌紧张降低,对外界刺激的阈值提高,并且随睡眠的深入,机体对外界的不反应性亦逐步加深。

人类睡眠开始时期的基本特点:①躺卧或无活动力的姿态。②对刺激反应阈值的提高。③具有鉴别性脑电图改变。④精神活动效率的降低。

二、睡眠的生理现象

睡眠周期中呈现行为的、生理的及心理的复杂组合。采用以下 3 种检查方法完全显出这些组合的变化。记录心电图(ECG)、肌电图(EMG)及眼电图(EOG),可记录脑电的变化、肌张力及眼球运动。这 3 个电学量数可以将睡眠和觉醒区分开来,这可将睡眠分为两个各有特点,而周期性呈现睡眠时相的两类,即慢波睡眠和快速动眼睡眠。

（一）慢波睡眠

慢波睡眠根据睡眠的脑电图变化，可分为如下 4 期。

（1）Ⅰ期：脑电波节律变得缓慢，α 波减少，形成低电位 2～7 Hz 波。眼珠常出现缓慢的漂移动作。此期机体处于嗜睡状态。

（2）Ⅱ期：出现梭波和 K 复合波。梭波规律性活动，为短段（0.5～1.0 秒）低电压 13～15 Hz。以复合波表现为短促的高电位慢波，波形先正后负，易在环境刺激下引发。此时机体进入浅睡眠状态。

（3）Ⅲ期：脑电波为高电位分波，占各导联 20％～50％的时程。此期处于深睡眠状态。

（4）Ⅳ期：机体处于深睡眠状态，δ 波 55％以上。

（二）快速动眼睡眠

这种睡眠的脑电图特点和慢波睡眠Ⅰ期相似。骨骼肌处于松弛状态，但眼外肌却呈现间歇性的快速收缩。对环境刺激的觉醒阈值达最高。

三、睡眠的神经调节机制

生理学家很早就认为睡眠的开始和脑的去传入相联系，当缺乏外界输入后，脑基本上处于关闭状态。

睡眠的周期中慢波睡眠占优势，主要表现副交感神经系统的变化，如基础代谢率、心率及血压下降；呼吸加深、节律变慢，瞳孔缩小及胃分泌增加等。调节睡眠有关的神经系统，如额叶底部、眶部皮质、视交叉上核、中脑盖部巨细胞区、蓝斑、延髓网状结构抑制区及上行网系统。和睡眠相关的神经递质有乙酰胆碱、多巴胺、去甲肾上腺素、腺苷、氨基酸、5-羟色胺和一些神经肽类，如 S 因子、δ 睡眠导致肽等。

四、病因

失眠是患者的一种主诉，其表现有入睡困难、睡眠很浅、容易觉醒及晨醒过早。综合以下病因。

（一）痛苦的病症

剧烈疼痛、气喘、咳嗽、排尿或排便困难、皮肤痉挛等都能引起失眠。

（二）精神因素

各种原因对人体的精神打击，如地震、海啸、大火、矿难、交通事故、失恋、亲人去世、家庭不和、失业、工作中发生事故、炒股受挫折、经商或投资失败及欠债等均可导致失眠。

(三)环境因素

工作和生活中的周围环境有较大的变化,如工厂或交通的严重噪音、强光照射均可引起失眠。

(四)药物因素

不正确地长期用某些药物引起失眠。如苯丙胺、异丙肾上腺素、氨茶碱、麻黄碱及咖啡因等均能明显引起睡眠障碍。另外,可的松、黄体酮及茶碱等呼吸兴奋剂以及调节自主神经药物亦可引起睡眠障碍。

(五)生物钟因素

人体正常生活有一定规律的生物钟,它的节律、时期及幅度改变,很容易引起睡眠障碍,如生活无规律、白日贪睡、夜间不睡,白班和夜班长期交替、工作或娱乐至深夜、异地探亲、访友、度假旅游等。

五、诊断

(1)轻者入睡困难或睡而易醒,醒后不睡,连续3晚以上,重者彻夜难眠。
(2)常伴有头痛、心悸、健忘、神疲乏力、心神不宁、多梦等。
(3)经各系统实验室检查,未发现有妨碍睡眠的其他器质性病变。

六、麻醉治疗

枕后神经阻滞:在颈项部正中线向上触摸枕骨部有一隆起处为枕后结节(粗隆),向外侧2.5 cm处为枕大神经的穿刺点,此点再向外侧 2.5 cm 处为枕小神经的穿刺点。用 2% 利多卡因和维生素 B_{12},每个点注药 $2\sim3$ mL,1 次/天,左右交替阻滞,2 晚为 1 个疗程。

七、一般治疗

(一)病因治疗

积极治疗引起失眠的病因,改变不良的生活习惯,养成正常的生物钟规律,加强体育锻炼,合理饮食,改善生活环境,注意劳逸结合等有效的预防和缓解失眠的重要措施。正确对待各种因素对精神上的打击和刺激等诱因。避免环境的不良事件对机体的影响,必要时要远离噪音和强光的刺激,或转至安静地区住宿。纠正不良服用药物的做法,坚决按医嘱进行服药。

（二）镇静安眠药

失眠可给予轻性安定药：如氯氮卓（利眠宁）10 mg，3 次/天，或地西泮 2.5 mg，3 次/天，或甲丙氨酯（安宁）0.2～0.4 mg，或呋羟嗪（安太乐）25 mg，3 次/天。必要时给予短期选用水合氯醛、巴比妥盐、甲喹酮、格鲁米特（导眠能）等安眠药，不要固定一种药物，睡眠好转应及时停药，以免形成依赖性或成瘾。

（三）中药治疗

一般以酸枣仁为主。酸枣仁 15 g，知母 9 g，人参 6 g，五味子 9 g，麦冬 12 g，枸杞 9 g，根据病情加减，具有益气养血、滋阴生津、养血安神的功能。亦可应用六味地黄丸等。注射液如刺五加等。

（四）针灸疗法

1.针刺

主穴：内关、神门、安眠、足三里、后溪等。

2.艾灸

选上述穴位，用点燃艾条熏灸，10 分钟/次，每晚临睡前用。

3.耳针和耳穴压丸法

主穴：选心、肾、神门、皮质下、交感、脑等。

（五）推拿

用各种手法，在头面、四肢经穴和特定部位进行推拿按摩，可以达到活经通络、运行气血、调整脏腑功能和宁心安神、促进睡眠的目的。一般最好在睡前 0.5～1 小时进行。常用穴位：百会、印堂、太阳、阳白、风池；膻中、中极、气海、关元；心俞、肺俞、神门、曲池；合谷、内关、足三里、三阴交、太冲、公孙、涌泉等。

（六）心理和睡眠卫生疗法

慢性失眠患者的心理情志因素是发病的重要病因之一，所以进行心理治疗，能克服过度紧张、兴奋、焦虑、抑郁、惊恐及愤怒等不良情绪，常比应用药物治疗会获得更好地疗效。心理情志的目标是对失眠不害怕、不抗拒，尽量做到放松、顺其自然的心态对待，反而能较好入睡。

在睡眠卫生方面，帮助患者建立有规律的作息制度，进行适当的体育健身活动。夜间既然失眠，白天就不要打盹，午睡亦应取消，把应该睡的觉都放在夜晚去睡，早晨亦要按时起床，坚持晨练，日久就会显出效果来。其次晚餐要清淡，不宜过饱，更忌饮茶和咖啡。睡前避免从事紧张的和兴奋活动。要养成定时就寝的习惯。另外,要注意睡眠环境的安宁,床铺要舒适,卧室光线要柔和并尽力减少噪声,消除各种可能影响睡眠的外在因素。

第三节　不安腿综合征

一、疾病概论

(一)定义

不安腿综合征主要表现为静息状态下双下肢难以形容的感觉异常与不适,有活动双腿的强烈愿望,患者不断被迫敲打下肢以减轻痛苦,常在夜间休息时加重,活动后缓解。

(二)流行病学

该病最早由英国学者 Willis 于 1672 年首次报道,后在 1945 年由瑞典学者 Ekbom 进行了系统总结并首次全面描述,又称 Ekbom 综合征。到目前为止患病率为 2.5%～5%,其中欧美患病率为 5%～15%,日本 4.6%,韩国 12.1%,我国暂没有流行病学资料。

(三)病因及发病机制

根据有否原发病,将不安腿综合征分为原发性和继发性两种类型。继发性 RLS 多由一些疾病而继发,根据文献报道Ⅲ型脊髓小脑共济失调继发者占 45%、Ⅱ型腓骨肌萎缩症占 37%、缺铁性贫血占 24%、尿毒症占 17.3%、妊娠妇女占 11.5%、胃手术后占 11.3%、帕金森病占 6.7%、糖尿病占 1%。原发性 RLS 具体病因不清楚,目前认为可能与遗传、脑内多巴胺功能异常有关。

发病机制目前也不清楚,主要有以下几种学说。

1.血液循环障碍

研究发现在应用改善下肢血液循环方法治疗后不安腿综合征症状明显得到缓解,因此认为肢体血液循环障碍可能是 RLS 的原因之一。

2.内源性阿片释放

应用 PET 研究发现,不安腿综合征病情越重,脑内内源性阿片释放越多。应用外源性阿片类物质与内源性阿片受体竞争性结合对本病治疗有效,因此认为内源性阿片释放是本病的机制之一。

3.多巴胺能神经元损害

目前较为公认的机制之一是中枢神经系统非黑质-纹状体系统多巴胺神经元损害，如间脑 A11 区、第三脑室旁 A14 区、视上核和视交叉多巴胺能神经元以及脊髓多巴胺能神经元的损伤。补充多巴胺或多巴胺受体激动剂可明显缓解不安腿综合征的症状。

4.铁缺乏

铁缺乏是不安腿综合征发病的一个重要原因，研究证明 RLS 患者体内缺乏铁，补充铁剂有效。而铁是酪氨酸羟化酶的辅酶，控制着酪氨酸的代谢，铁缺乏造成多巴胺能系统功能障碍。最近研究证明，血清铁转运至大脑功能区障碍是发病的主要原因。MRI 技术和脑脊液相关蛋白分析显示，RLS 患者黑质-纹状体 A9 区、间脑 A11 区和第三脑室旁 A14 区铁含量减少。

5.遗传因素

55%～92%原发性不安腿综合征患者有阳性家族史，呈常染色体显性遗传，主要可疑基因位点有 12q、14q、19q 等。一些继发性不安腿综合征也部分具有遗传史。

虽然有很多学说，但上述任何一种理论均不能解释全部发病机制。

二、临床表现

本病任何年龄均可发病，但中老年人多见，男：女为 1：2。临床主要特征如下。

(1)患者有强烈活动双腿的愿望，常伴有各种不适的感觉症状。症状在安静时明显，长时间的坐、卧及夜间易发生，活动、捶打后可缓解症状。

(2)肢体远端不适感是本病的特征之一，如麻木、蚁走、蠕动、烧灼、疼痛、痉挛等。少数患者疼痛明显，往往误诊为慢性疼痛性疾病，感觉症状可累及踝部、膝部或整个下肢，近一半患者可累及上肢。

(3)80%患者有周期性肢动(PLM)，表现为睡眠时重复出现刻板样的髋、膝、踝关节的三联屈曲致使蹞趾背伸。

(4)由于夜间不适感明显，加之 PLM 影响睡眠，95%的患者合并睡眠障碍。

三、辅助检查

用多导睡眠记录仪检测入睡期的肢体运动、夜间睡眠 PLM 是目前唯一有效的客观指标。肌电图检查未见神经损害征象，肌肉活检没有特异性改变。

四、诊断与鉴别诊断

临床诊断标准按 2003 年制订的 RLS 诊断标准,包括:①强烈活动双腿的愿望,常伴有各种不适的感觉症状。②静息时出现或加重。③活动后部分或完全缓解。④傍晚和夜间加重。

本病需与周期性肢体运动障碍、静坐不能及外周神经病和神经根病相鉴别。RLS 具有周期性肢动,而外周神经病变没有;外周神经病没有活动的强烈愿望;神经根病变往往影像学有脊膜或神经根受压的表现,而且神经根疼痛特别明显。

五、治疗

对于一些继发性不安腿综合征首先治疗原发病,对于缺铁性贫血或铁缺乏的给予补铁,下肢血液循环不良的给予改善循环治疗。有些遗传病没有特异性治疗方法,与原发性不安腿综合征治疗相同。

对于轻度不安腿综合征患者不需要药物治疗,有时根据某些特殊情况临时给药,例如长时间旅行、静坐等。中到重度患者需要规律性用药,多巴胺能药物为首选,但与治疗帕金森病不同,治疗不安腿综合征时药物剂量很小,而且无晨间反跳现象。

(1)左旋多巴:睡前 50～100 mg 口服可明显改善症状,减少周期性肢动,提高睡眠质量,减少白天困倦感,由于剂量低,多数患者耐受性良好。但该药半衰期短,仅在服药后 3～4 小时内有效,所以服用左旋多巴控释片或加用儿茶酚胺-O-甲基转移酶抑制剂,如恩他卡朋 200 mg,可以延长作用时间。左旋多巴加多巴脱羧酶抑制剂,如美多巴(左旋多巴＋苄丝肼)和息宁(左旋多巴＋卡比多巴),可延长作用时间,但要降低剂量,因为多巴脱羧酶抑制剂可增加左旋多巴的含量。

(2)多巴胺受体激动剂:效果很好,最早的受体激动剂是溴隐亭,后来由于不良反应较大,而且易引起反跳,故目前已很少应用。有学者报道普拉克素是新型非麦角多巴胺受体激动剂,选择性作用 D_3 受体,可有效改善症状。卡麦角林是 D_2 受体激动剂,小剂量给药即可改善症状,而且无晨间反跳现象。罗匹尼罗是新型非麦角类特异性 D_2 受体激动剂,该药能明显降低与不安腿综合征有关的周期性肢动,明显改善睡眠。

(3)在多巴胺及受体激动剂不能耐受的患者,可以考虑应用加巴喷丁和卡马西平,特别是对疼痛明显的患者。对于使用上述两种药物不理想的患者,也可以应用或加用苯二氮䓬类或阿片类药物。

（4）口服或静脉补铁：对有明确缺铁病因的患者有效，但是否对其他 RLS 都有效尚待进一步研究，目前不作为常规治疗。

六、预后

多数不安腿综合征治疗预后良好，少数患者需要长期服药，该病虽然对生命没有危害，但却严重影响患者的生活质量。

第四节　阻塞性睡眠呼吸暂停综合征

睡眠呼吸暂停综合征是 20 世纪睡眠研究最重要的成果。1956 年，伯韦尔等受小说中相关描述的启发，命名一种新的临床综合征，特点是嗜睡、过度肥胖、发绀、红细胞增多和肺泡通气不足（低氧血症和高碳酸血症）。1965 年，加斯陶特等通过多导睡眠图证实了呼吸暂停及低通气存在，并首先对阻塞性睡眠呼吸暂停综合征做了较系统的报道，发现皮克威克综合征患者睡眠过程中反复出现呼吸暂停，不久即认识到上述呼吸暂停患者的临床表现并不符合伯韦尔的描述；与此同时，琼格和孔洛也做了类似的报道。1978 年，吉尔米诺尔特等首次提出了睡眠呼吸暂停综合征的概念。

睡眠呼吸暂停是指在每夜 7 小时睡眠中呼吸暂停反复发作 30 次以上，或睡眠呼吸暂停/低通气指数≥5。睡眠呼吸暂停综合征可分为阻塞性、中枢性和混合性 3 种。①阻塞性：指口、鼻无气流，但胸腹式呼吸运动仍然存在。②中枢性：指口、鼻无气流，胸腹式呼吸运动也不存在。③混合性：指在一次呼吸暂停过程中，开始时出现中枢性呼吸暂停，继之出现阻塞性呼吸暂停。临床上以阻塞性睡眠呼吸暂停最常见。广义的睡眠呼吸暂停分类中还包括皮克威克综合征（白天过度嗜睡、低氧血症、肺动脉高压、红细胞增多症和肺心病）和重叠综合征（慢性阻塞性肺疾病与睡眠呼吸暂停合并存在）。

阻塞性睡眠呼吸暂停低通气综合征（OSAHS）是指睡眠时上气道塌陷阻塞引起的呼吸暂停和通气不足，伴有打鼾、睡眠结构紊乱，频繁发生血氧饱和度下降、白天嗜睡等病征。阻塞性睡眠呼吸暂停综合征（OSAS）是指于睡眠期反复发作的呼吸暂停和低通气，呼吸暂停时出现持续的气流停止，但膈肌与胸廓运动仍然存在，伴白天过度嗜睡等症状。

本节论述的是阻塞性睡眠呼吸暂停综合征,以下将会经常提到的有关术语及其含义:呼吸暂停指数(AI)指每小时呼吸暂停的次数,低通气是指呼吸气流减少50％以上的时间超过10秒;低通气指数(HI)指每小时低通气次数;呼吸紊乱指数(RDI)或称睡眠呼吸暂停/低通气指数(AHI)指 AI 与 HI 之和;氧饱和度降低指数(ODI)指每小时氧饱和度下降≥4％的次数。

一、病因和病理

由于鼻咽部结构异常而导致上呼吸道口径缩小,是睡眠过程中发生气道阻塞的主要原因。常见因素有鼻部阻塞(鼻息肉、鼻甲肥大和鼻中隔偏曲等)、慢性过敏性鼻炎、扁桃体及腺样体肥大、家族性特殊面容、颜面部发育异常(小颌、下颌过长,颌退缩,舌肥大或中面部发育不全)等。肥胖(尤其是存在短颈或颈围增粗＞45 cm 者)、上呼吸道感染、内分泌代谢障碍(甲状腺功能减退、肢端肥大症和库欣综合征)、喉软化、马方综合征、真性红细胞增多症、糖尿病、急性酒精摄取、服用安眠药物和抑制呼吸药物等,都是发生本病的原因。神经系统的某些疾病,如脑瘫、延髓性麻痹、夏-德雷格(Shy-Drager)综合征、脊髓灰质炎、强直性肌营养不良、重症肌无力和自主神经功能紊乱等,可引起舌、咽和喉部肌肉的运动功能障碍,导致睡眠期间上呼吸道阻塞。

二、发病机制

正常情况下,上气道肌群常起着呼吸肌的作用,于吸气时能够扩张咽部。阻塞性睡眠呼吸暂停综合征患者的发病机制与吸气过程中上气道塌陷、狭窄和呼吸中枢控制功能失调有关。在上气道存在结构性狭窄的基础上,入睡后骨骼肌张力降低,咽喉上气道扩张肌松弛、舌根后坠、咽壁部分塌陷等因素,使狭窄更加显著,呼吸气流通过狭窄的上气道,使松弛的上腭等软组织发生高频率震颤而产生响亮的鼾声。咽壁塌陷可发生在鼻咽部至咽喉部的任何位置(图 6-1)。阻塞性睡眠呼吸暂停患者吸气时上气道阻力的增加值可十倍或数十倍于清醒时,此时,无论如何不停地用力呼吸,所产生的胸腔负压不足以对抗其阻力,最终使上气道阻塞以至于气流中断,而出现呼吸暂停。事实上,阻塞性和中枢性因素常常并存,因为在阻塞性睡眠呼吸暂停患者,呼吸中枢对于低氧和高碳酸血症的敏感性下降(可能是继发于对持续低氧环境的适应或遗传因素)。此外,许多患者在手术解除上气道解剖上的狭窄后呼吸暂停依然存在;某些患者气管切开后由阻塞性睡眠呼吸暂停转为中枢性睡眠呼吸暂停;在对重度阻塞性睡眠呼吸暂停患者行多导睡眠图检查时,常可发现在上半夜以阻塞性呼吸暂停为主,而到下半夜则混合性呼吸暂停数量增加。因此,推测呼吸控制功能的变化在发病机制中也起着重要作用。

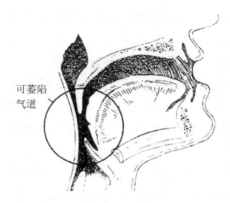

可萎陷
气道

图 6-1　头颈部纵切面

三、临床表现

本病可见于任何年龄,以 40～60 岁多见。患病率以中年超重男女多见,男性为 4%,女性为 2%。老年人的患病率更高,儿童患者也并不少见。成年男女发病比为 2:1,青春前期的男女比相等。女性绝经后更易发生本病。至少有 82% 的男性和 93% 的女性患者未被正确诊断,实际患病率可高达 7%～13%。

OSAS 可见特征性打鼾类型,由响亮的鼾声或简短的气喘以及持续 20～30 秒的沉默期交替组成。典型者大声打鼾可存在多年,常始于童年时期,在就诊前鼾声已经增大。鼾声常干扰身边或附近睡觉的人。除非同室者或家人、朋友的提醒,否则患者往往不会注意到自己打鼾或呼吸暂停。患者偶尔也可自己听到鼾声,但意识不到鼾声的强度。由于在鼾声后逐步出现呼吸暂停,患者可因为窒息、憋气感和可能伴随发生的身体运动而突然惊醒,在出现几次呼吸后再次入睡,又重复出现鼾声与呼吸暂停的过程。频繁发生的呼吸暂停,使动脉血氧分压下降,二氧化碳分压上升,由于这种呼吸障碍的内在刺激引起的唤醒反应,称为呼吸性激醒,脑电图上表现为在非快速眼动睡眠第 1、2 期频繁出现 3～14 秒的 α 波,导致睡眠片段,也可能由此导致短暂地觉醒。因此,OSAS 常常严重影响睡眠结构,出现睡眠片段、觉醒次数增加、深睡眠减少、浅睡眠增加和睡眠质量下降。患者本人虽然并未意识到整个晚上多次唤醒和简短觉醒,但由于睡眠片段化,严重影响患者的日间功能。某些患者特别是老年人常常主诉夜间胸闷不适、窒息、哽噎、失眠、频繁觉醒和白天过度嗜睡。

呼吸暂停时段的口、鼻气流停止,但胸、腹式呼吸运动仍然保留完好,这是OSAS的重要临床特征。呼吸停止常引起同床者的关注并因此就诊,有时同床者因为担心而在呼吸停止期间唤醒患者,患者重新恢复呼吸。呼吸暂停事件的停止常与大声鼾声、气喘、呻吟或咕哝声相关。全身躁动与大声打鼾的出现,偶可使同床者难以忍受而移至另一床上或移至其他房间入睡。在某些患者可见显著的全身运动,翻转不定,可不自主地拍打或踢伤同床者。有时出现突然坐起,口中念念有词,突然又落枕而睡。甚至会站起来,表现为睡行症。有的OSAS患者可以同时出现周期性肢体运动障碍。有10%患者发生睡行症。偶尔有患者因为睡眠中出现的行为异常而跌落于床下。

白天出现疲劳感和过度睡意为典型的主诉。当处于放松状态时最容易出现打瞌睡。常常在坐着看书、看电视、开会、看戏、听音乐会、乘汽车、乘火车等场合下,因为不能控制困意而入睡。日间发生困意的程度个体差异较大,一般情况下在严重呼吸暂停的某些患者可表现为程度较重的困意,而呼吸暂停程度相对较轻的患者则可出现较轻的困意。疲劳程度与过度睡意的程度无关,当呼吸障碍改善后,嗜睡可明显好转,但疲劳感仍不能完全恢复。因为影响疲劳的主要因素是非快速眼动睡眠第3、4期和快速眼动睡眠的比例不足,睡眠结构紊乱。由于日间出现的疲劳感和过度睡意而影响患者的社会与职业功能,可能使患者丢掉工作、发生意外事件、学习成绩下降、自我伤害、婚姻与家庭关系不和谐等。有时患者可被误认为是懒惰或存在原发性精神疾病(如抑郁症等)。

神经精神症状十分常见,表现为精力不充沛、头昏、定向不良、醉酒感、反应迟钝、轻度听力减退和动作不协调等。经常出现晨间头痛,通常为前额部或全头部钝性疼痛,晨醒后头痛可持续1～2小时,患者常需要服用止痛药物,头痛的发生与严重的低氧血症和高碳酸血症有关。夜间睡眠不足可导致情感改变,严重嗜睡可产生催眠幻觉。患者常有继发性抑郁、焦虑、易激惹和怀疑,甚至出现严重绝望。在老年OSAS患者出现抑郁的比例显著增高。

OSAS患者可表现为认知功能减退,特别是记忆力、注意力、判断力和警觉能力下降。这是由于睡眠片段化和低氧血症所致。早川等对中、重度OSAS患者同步进行近红外线光谱和多导睡眠图测定,发现在所有睡眠期中发生的呼吸暂停时段,均有局部脑组织中氧合血红蛋白减少而去氧血红蛋白和总血红蛋白增加,在REM睡眠期较NREM睡眠期的变化更显著。在REM睡眠期较NREM睡眠期中,氧合血红蛋白和总血红蛋白都与呼吸暂停有显著相关性。认为OSAS时脑血流量的增加不足以补偿动脉血SaO_2降低,导致脑组织缺氧。

由于记忆力和注意力下降,在开车时打瞌睡和开车错过目的地是常见现象,也容易发生车祸。有报道31%的OSAS患者至少发生过一次车祸,而非OSAS患者仅15%发生过车祸。

相关性的表现可见阻塞性呼吸后突然惊醒,试图重新呼吸时可发生胃食管反流,尤以上床前进食较多明显。有半数以上的患者存在胃食管反流,反流可造成罕见的喉痉挛、喘鸣,甚至发绀。口干常见,患者多在夜间或早晨醒后喝水。由于上气道阻塞和腹内压增高,可出现夜尿次数增多。夜间睡眠不好和异常运动,可能出现夜间多汗。有28%的患者出现阳痿或性欲减退现象。由于睡眠片段化和缺乏慢波睡眠可能导致生长激素释放减少,而生长激素具有脂肪分解作用,故OSAS患者常发生肥胖。在成人,OSAS导致向心性肥胖,肌肉减少,骨质疏松。随着体重增加,多数患者症状逐渐加重,减轻体重偶可改善症状。

心律失常是本病患者睡眠过程中的常见体征。常见心律失常包括窦性心律失常、室性期前收缩、房室传导阻滞和窦性停搏,在呼吸暂停期间常可见到心搏快慢交替。呼吸暂停期发生的心动过缓,于呼吸暂停期之后通气恢复时恢复正常,并可能转变为快速心律失常。8%的心脏传导阻滞发生于快速眼动睡眠期。患者发生传导阻滞的主要原因是迷走神经张力的增高,而不是心脏病。因此,患者心脏传导阻滞主要发生于睡眠期,而很少发生在清醒时。这是与心脏病相区别的重要指征。肥胖和呼吸暂停的严重程度与心脏传导阻滞的严重程度也有关。OSAS也是高血压的危险因素,有报道45%的患者伴有高血压。睡眠呼吸暂停期的血氧饱和度可以低至50%以下,当呼吸恢复之后,氧饱和度可恢复正常。在某些患者,特别是合并慢性阻塞性肺病或肺泡性低通气时,睡眠过程中的持续低氧饱和度,易于发生肺动脉高压(占17%~20%)以及相关的右心衰、肝淤血、踝部水肿。偶见一过性黑矇、定向力障碍、周期性自动行为合并遗忘等。在儿童可见发育延迟和学习困难等。

小儿患者可见大声地习惯性打鼾、焦虑性唤醒、睡眠中出现不安腿现象和奇怪的睡眠姿势等。如儿童的呼吸暂停与腺样体增生相关,可见特殊的"腺样体颜面",表情呆板,眶周水肿,张口呼吸。夜间遗尿常见,如儿童原先无遗尿而现在出现遗尿,也有助于本病的诊断。儿童醒后可见过度睡意,但不如成人常见,程度亦较轻。日间有张口呼吸、吞咽困难和发音较差。由于生长激素和睾丸素分泌的减少阻碍了OSAS患儿的生长发育。患儿经常咳嗽、感冒,平时表现出多动、攻击和其他行为问题。与成人相比,儿童的症状体征较为轻微,如不出现打鼾,因而难以诊断,应由多导睡眠图证实。

OSAS 的临床症状可以归纳为白天症状和睡眠期症状。白天症状包括过度睡眠、晨起头痛、情感改变、性功能障碍、听力减退、自动行为、近记忆减退和催眠幻觉;睡眠期症状包括打鼾、睡眠中不安腿综合征、睡眠破碎、憋气、胃食管反流、夜尿和多汗。

四、诊断

(一)诊断标准

诊断至少应包括以下第 1、2、3 项。

(1)主诉睡眠过多或失眠,有时尽管患者不在意,但会引起他人的注意。

(2)睡眠过程中频繁出现周期性呼吸阻塞现象。

(3)相关表现包括响亮的鼾声、晨间头痛、醒后口干、年幼儿童睡眠中出现胸廓回收。

(4)多导睡眠图监测证实:①发生阻塞性呼吸暂停 5 次以上,每次持续时间 10 秒以上。每小时睡眠中出现以下一项或多项:由于睡眠相关的呼吸暂停导致频繁唤醒、心搏快慢交替和呼吸暂停相关的动脉血氧饱和度降低。②多次小睡潜伏期试验明确(或不能明确)平均睡眠潜伏期不足 10 分钟。

(5)临床表现可与其他躯体疾病(如扁桃体增大)相关。

(6)可与其他类型睡眠障碍并存,如周期性肢体运动障碍或发作性睡病。

(二)严重程度标准

1.轻度

轻度白天过度睡意或夜间失眠。在平时习惯性睡眠时间内多无呼吸紊乱症状。呼吸暂停发作期可有轻度氧饱和度降低或良性心律失常。对社会与职业功能的损害程度较轻。

2.中度

中度白天过度睡意或夜间失眠。呼吸暂停发作期可有中度氧饱和度降低或轻度心律失常。对社会与职业功能的损害程度中等。

3.重度

白天有严重睡意。大多数平时习惯性睡眠时间内存在呼吸紊乱症状,呼吸暂停发作期可以有严重的氧饱和度降低和中、重度心律失常,可存在心肺功能衰竭的证据。社会与职业功能受到严重损害。

(三)病程标准

(1)急性:不超过 2 周。

（2）亚急性：超过 2 周，但不到 6 个月。

（3）慢性：不低于 6 个月。

五、鉴别诊断

本病需与发作性睡病、特发性过度睡眠、睡眠不足综合征或周期性肢体运动障碍等疾病相鉴别。与发作性睡病相比，本病存在响亮的鼾声，缺乏猝倒发作，进行夜间多导睡眠图和多次小睡潜伏期测定可予确诊。其他睡眠障碍，如睡眠不足综合征或周期性肢体运动障碍，常可与本病共存，并可能成为产生症状的主要原因。

睡眠过程中的呼吸紊乱亦可由中枢性肺泡性低通气、中枢性睡眠呼吸暂停综合征、原发性鼾症、阵发性夜间呼吸困难或哮喘所致。中枢性肺泡性低通气和中枢性睡眠呼吸暂停综合征可因缺乏呼吸努力，多导睡眠图存在长时间的血氧饱和度降低或缺乏潮气血氧饱和度而得以与之区分。应注意将睡眠中出现的潮式呼吸和其他通气控制疾病误诊为本病，这些疾病可因睡眠诱发或加重，亦可能与轻度或明显的过度睡眠相关。在睡眠期间出现的惊恐发作、睡眠窒息综合征、睡眠相关性喉痉挛等，也可出现类似的症状，亦需与本病鉴别。睡眠相关性胃食管反流和睡眠相关性异常吞咽综合征等，亦可产生窒息时段。全夜多导睡眠图检查以及合适的呼吸和心脏监测能够特征性地记录睡眠呼吸暂停的存在与否及其严重程度，但对过度睡眠患者而言，应与多次小睡潜伏期测定一并进行。

六、治疗

（一）非手术疗法

1.减肥、调整睡姿、避免仰卧位、避免睡前饮酒和服用镇静剂

这些方法可以作为辅助治疗方法，有助于减轻症状，对于轻度睡眠呼吸暂停患者效果较好。

2.经鼻持续正压气道通气（nCPAP）

1981 年，首次有文献报道 nCPAP 为目前 OSAS 最常用的非侵袭性治疗方法。患者睡眠时戴一个面罩，连接一个强制气流，以增加上呼吸道的气压，维持呼吸循环（图 6-2）。nCPAP 可有效地缓解夜间觉醒、白天嗜睡和避免心肺并发症，降低病死率，而且依从性好，戴面罩和鼻部不适以及连接机器带来的不便是影响依从性的主要原因。即便是轻度患者也有明显的生活质量受损，而 nCPAP 对患者生活、社交能力、智能等各方面均有改善。洛尔多等研究证实，有效压力 CPAP[0.98 kPa（10 cmH$_2$O）]可改善觉醒、RDI、SaO$_2$，但与无效压力 CPAP

[0.15～0.20 kPa(1.5～2.0 cmH$_2$O)]对照治疗比较,并无显著差异。常见的不良反应是鼻塞、鼻炎、面部皮肤不适和气压所致的不适。

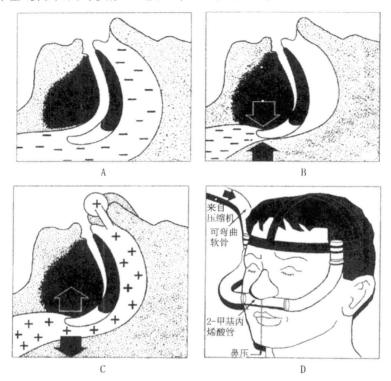

图 6-2　经鼻持续正压气道通气疗法示意图

A.呼气时上气道保持开放;B.吸气时上气道狭窄并发生颤动;C.来自 CPAP
的稳定空气气流使上气道保持开放并消除颤动;D.nCPAP 外观

3.牙齿矫正器或舌托

牙齿矫正器或舌托使下颌骨或舌体向前上方提起,从而增加咽部的横截面积,增加呼吸时的气流量。适用于轻、中度患者。

4.吸氧

吸氧可以改善低氧饱和度,但不能减少睡眠破坏和白天过度嗜睡。

5.药物治疗

目前尚无安全而有效的药物。曾报道甲状腺素治疗甲状腺功能减退患者的OSAS,但仍有争议。使用甲状腺激素替代治疗时,OSAS 可能诱发心脑血管并发症。用生长激素释放抑制激素相似物治疗可减轻肢端肥大症患者睡眠呼吸暂停的严重程度。雌激素治疗可以减少女性轻度睡眠呼吸暂停。阿纳尔夫等采用双盲随机交叉试验法，运用多导睡眠图、口述记忆测验与连续 5 周作息记忆等方法，研究 6 例 OSAS 患者，使用莫达非尼和安慰剂治疗 2 周（交叉时有 1 周清洗期），观察对白天的过多睡眠、记忆、夜间睡眠及呼吸的影响。结果表明莫达非尼可减少患者日间睡眠时间、提高长期记忆，但不影响夜间睡眠及呼吸功能。三环类抗抑郁剂曾经用于治疗打鼾和睡眠呼吸暂停，它们通过抑制 REM 睡眠而发挥作用。REM 睡眠期间肌肉张力最低，因此，气道在此时最容易狭窄。然而，由于三环类抗抑郁剂的不良反应远远超过临床的治疗作用，因此这类药物已经不再使用。

(二)手术疗法

1.腭垂腭咽成形术(UPPP)

手术切除腭垂、扁桃体和部分软腭，扩大口咽部气道。总有效率 40%（以 AHI 指数低于 20 为有效）。鼾声消失，但呼吸暂停仍存在。本手术有一定风险，另外 2% 的患者术后吞咽及说话功能受到影响，50% 的患者术后需再行 CPAP 治疗。

2.激光辅助腭垂软腭成形术(LAUP)

与传统的 UPPP 不同，LAUP 仅切除部分腭垂和相应的软腭组织，可在门诊进行手术。

3.气管切开术

气管切开术治疗睡眠呼吸暂停的疗效确切，但对患者生理和心理的损害较大，仅适用于重度患者和经过其他治疗效果不佳者。

4.扁桃体切除术

儿童和青春期患者进行增殖腺与扁桃体切除有效，可改善患者的生长迟缓。成人仅行增殖腺和扁桃体切除无效，需与 UPPP 联用。

5.颌面部手术

颌面部手术尚未普遍开展，其危险性和费用均较高，需随访。

6.鼻部手术

鼻部手术可单独施行或与其他治疗方法联用，对鼻部阻塞患者有效。

7.舌根部分切除术(舌根中线部分切除术)

舌根部分切除术对巨舌症患者有效。

参考文献

[1] 王伟平.神经内科基础与临床实践[M].长春:吉林大学出版社,2019.

[2] 丁新生.神经系统疾病诊断与治疗[M].北京:人民卫生出版社,2018.

[3] 关雪莲.神经内科疾病诊断与治疗[M].长春:吉林科学技术出版社,2019.

[4] 李艳丽.临床神经内科疾病诊疗学[M].长春:吉林科学技术出版社,2017.

[5] 高兆录.神经系统疾病临床诊疗进展[M].长春:吉林科学技术出版社,2018.

[6] 孙忠人,尹洪娜.神经系统疾病辨治思路与方法[M].北京:科学出版社,2018.

[7] 王晓鹏.外周神经系统疾病诊治[M].天津:天津科学技术出版社,2019.

[8] 周宏.新编临床神经系统疾病的诊治[M].天津:天津科学技术出版社,2018.

[9] 邵锦根.神经内科疾病诊疗及临床实践[M].长春:吉林科学技术出版社,2019.

[10] 孟昭泉,刘厚林.神经系统疾病诊疗手册[M].北京:金盾出版社,2017.

[11] 李杰.神经内科疾病诊断与防治[M].青岛:中国海洋大学出版社,2019.

[12] 刘明.临床神经内科疾病诊疗[M].武汉:湖北科学技术出版社,2018.

[13] 韩丽娜.现代神经内科疾病临床治疗学[M].长春:吉林科学技术出版社,2017.

[14] 张立霞,刘文婷,谢江波.神经内科疾病临床诊疗[M].天津:天津科学技术出版社,2018.

[15] 曾昭龙,陈文明.神经内科常见疾病诊断与治疗[M].郑州:河南科学技术出版社,2018.

[16] 苗丽霞.神经内科疾病诊治思维[M].长春:吉林科学技术出版社,2019.

[17] 张晋霞.神经内科常见病诊治精要[M].长春:吉林科学技术出版社,2019.

[18] 诸旭.临床神经内科学[M].长春:吉林科学技术出版社,2018.

［19］褚文静.现代神经系统疾病诊疗［M］.北京：世界图书出版公司，2019.

［20］刘志勇，李灵芝，冯涛.神经内科诊疗学［M］.天津：天津科学技术出版社，2019.

［21］陈红霞.神经系统疾病诊疗学［M］.昆明：云南科技出版社，2019.

［22］王爱玲.神经系统疾病的鉴别诊断［M］.天津：天津科学技术出版社，2019.

［23］程鹏飞.神经系统疾病诊疗概要［M］.长春：吉林科学技术出版社，2018.

［24］何江涛.神经系统疾病诊断与治疗［M］.长春：吉林科学技术出版社，2017.

［25］范楷.神经内科常见疾病临床诊疗实践［M］.长春：吉林科学技术出版社，2019.

［26］崔艳艳.临床神经内科疾病诊疗精粹［M］.长春：吉林科学技术出版社，2019.

［27］安德仲.神经系统疾病定位诊断 第4版［M］.北京：人民卫生出版社，2018.

［28］张敬冉，黄青良，林凯胜.神经系统疾病诊疗新进展［M］.天津：天津科学技术出版社，2017.

［29］何慧君，王茸文.实用神经系统疾病诊疗技术［M］.天津：天津科学技术出版社，2017.

［30］王璇.常见神经系统疾病诊疗［M］.北京：中国纺织出版社，2019.

［31］吴海科.神经内科诊断与治疗［M］.西安：西安交通大学出版社，2019.

［32］李霞.临床神经内科疾病诊治学［M］.昆明：云南科技出版社，2018.

［33］田锦勇.临床神经系统疾病诊治［M］.北京：中国纺织出版社，2019.

［34］王国卿.现代神经疾病诊治与微创治疗［M］.长春：吉林科学技术出版社，2017.

［35］王红雨.神经系统疾病诊疗学［M］.长春：吉林大学出版社，2019.

［36］郑际伦.脑脊液检查对于神经系统疾病诊断的价值评价［J］.医药前沿，2017,7（8）：124-125.

［37］周如梦，卢祖能.下运动神经元综合征的诊疗思路［J］.卒中与神经疾病.2020,27（2）：279-282.

［38］宋怡瑶，王志刚，马浩源，等.神经重症诊疗中脑耗盐综合征的研究进展［J］.神经损伤与功能重建.2020,15（4）：213-214.

［39］陆悦，李瑾，刘艳群，等.误诊为吉兰-巴雷综合征的MOG抗体相关视神经脊髓炎谱系疾病一例［J］.中国神经免疫学和神经病学杂志，2020,27（6）：490-491.

［40］朱谦，樊碧发，张达颖，等.外周神经病理性疼痛诊疗中国专家共识［J］.中国疼痛医学杂志，2020,26（5）：321-328.